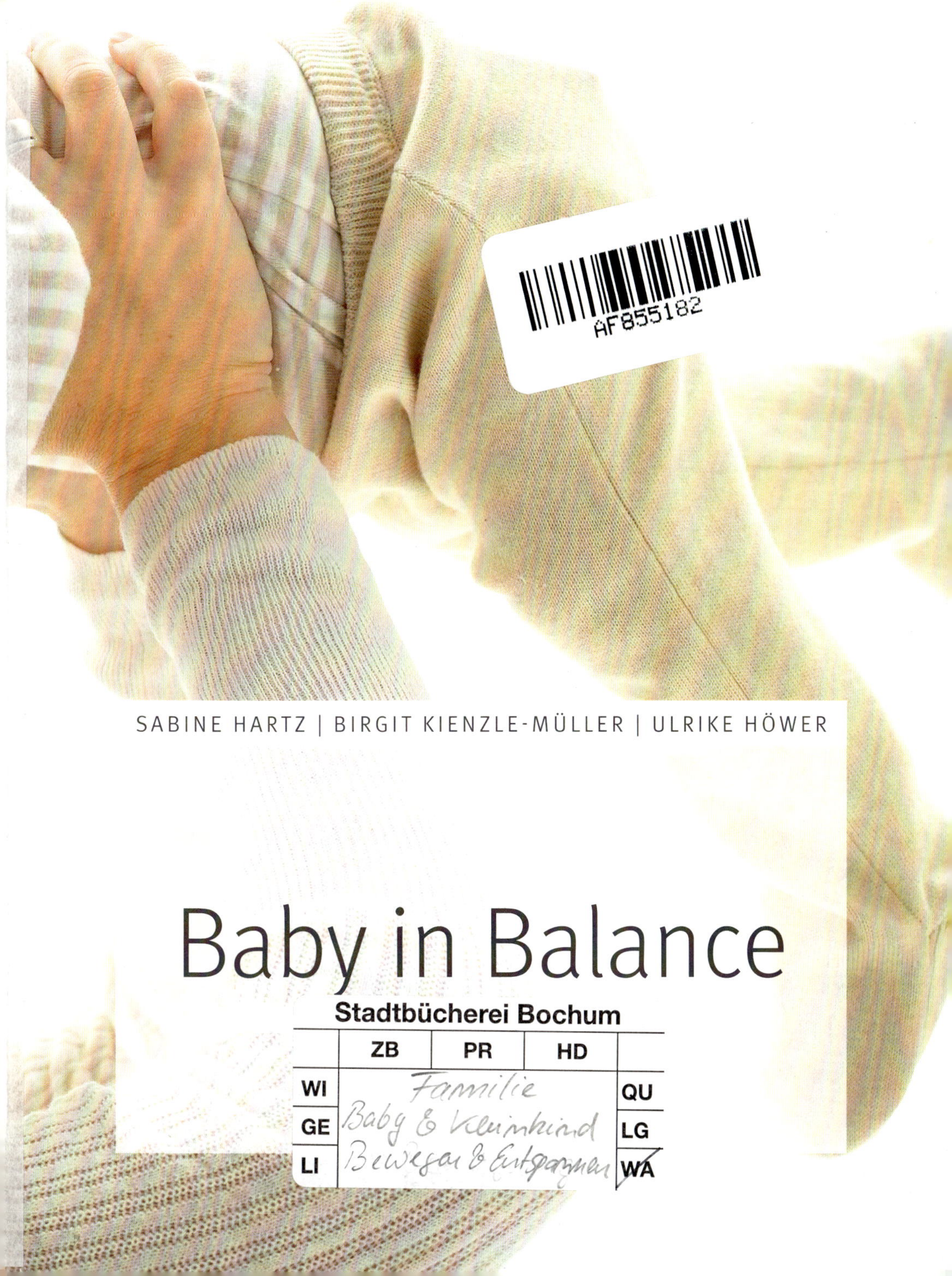

SABINE HARTZ | BIRGIT KIENZLE-MÜLLER | ULRIKE HÖWER

Baby in Balance

THEORIE

PRAXIS

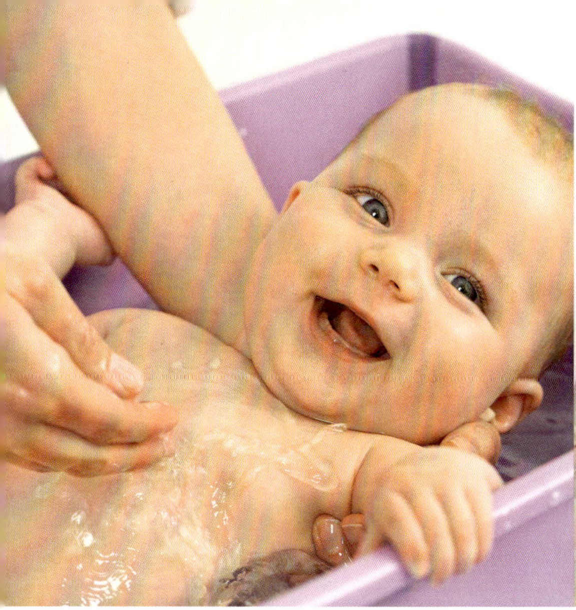

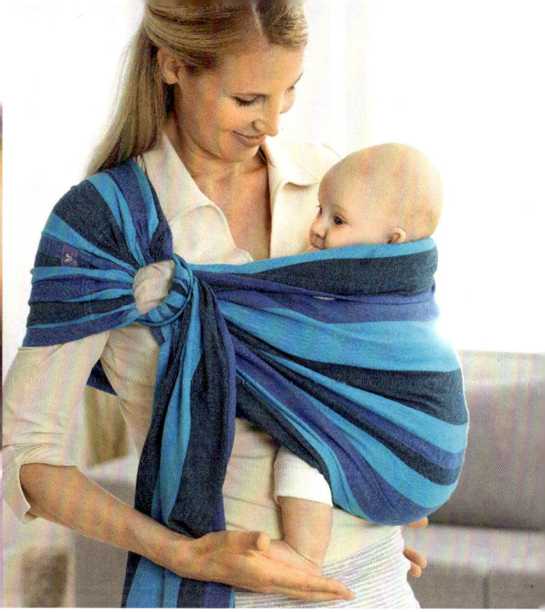

DIE AUTORINNEN

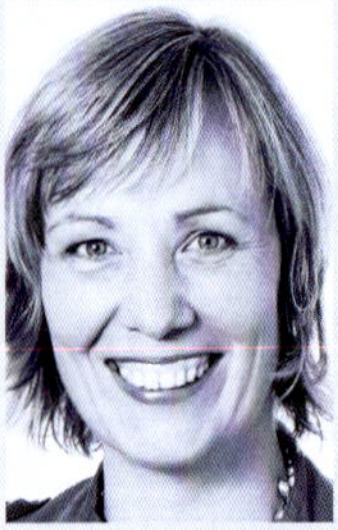

Sabine Hartz ist ausgebildete Kinderkrankenschwester und arbeitete 15 Jahre als Lehrerin für Pflegeberufe im Altonaer Kinderkrankenhaus Hamburg als Schulleitung der Kinderkrankenpflegeschule. Als Kinaesthetics Infant Handling Trainerin ist sie seit 14 Jahren bundesweit in Kliniken, für Auszubildende und als Einzelbetreuerin für Eltern tätig. 2008 gründete sie das »Kinder und Eltern Gesundheitszentrum KEG« in Hamburg Altona.

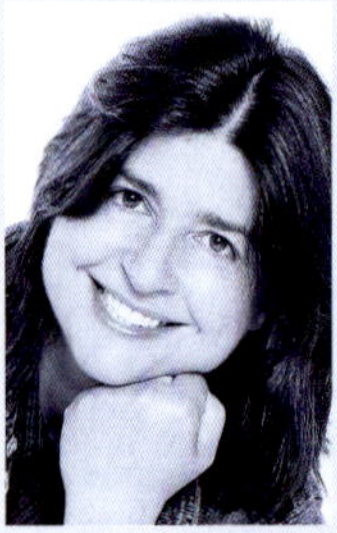

Birgit Kienzle-Müller ist seit 1981 Physiotherapeutin, seit 1990 mit eigener Praxis in Bad Friedrichshall. Sie ist spezialisiert auf die neurologische Entwicklungsförderung von Kindern und Erwachsenen. Zu ihrem Therapiekonzept gehören Vojta und Bobath, Manuelle Therapie, Osteopathie, Skoliosetherapie nach Schroth, Hippotherapie. Zudem bietet sie Baby-Elterncoachings an. Die Autorin ist Mutter von zwei Kindern.

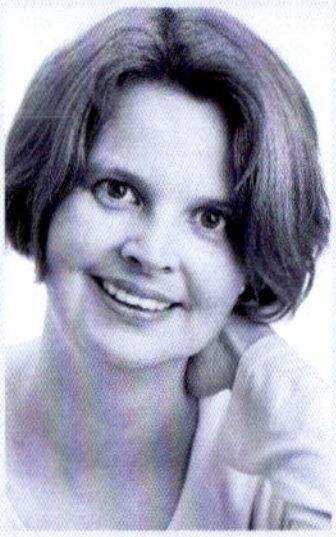

Ulrike Höwer, M.A., ausgebildete Krankenschwester, Coach DGfC, seit 15 Jahren ehrenamtlich als Stillberaterin und in der Elternbegleitung tätig. Seit 1996 Gründerin und Inhaberin der »Trageschule Dresden« und Ausbilderin von Trageberaterinnen in ganz Europa und darüber hinaus. Sie hat den Fachkongress »Dresdner TrageTage« ins Leben gerufen. Die Autorin ist Mutter von vier Kindern.

EIN WORT ZUVOR

Kinder lieben Bewegung. Und sich gemeinsam mit den Eltern zu bewegen ist das allergrößte Vergnügen für kleine und große Kinder – Spaß und Anregung für alle Sinne.
Was für die großen Kinder gilt, ist für die Jüngsten fast lebenswichtig. Nähe und gemeinsame Bewegung helfen Spannungen abzubauen und zu beruhigen, stärken das Körperbewusstsein, unterstützen die Gehirnreifung und machen schlichtweg glücklich. Zu viel Wirbelei allerdings irritiert Babys – sie reagieren mit Sinnesüberreizung und hoher Körperspannung. Die Kleinsten brauchen Bewegungsangebote, die nachvollziehbar sind, bei denen sie mitgehen können. Gemeinsame Bewegung mit der Mutter ermöglicht dem Kind ein geschütztes und selbstbewusstes Entdecken der Welt.
Unzählige Male haben Sie bereits Ihr Kind gewickelt und dabei auf seinen Bauch gepustet, es gestreichelt, massiert, hin und her gedreht, an ihm gerochen und sich an seiner zarten Haut erfreut. Das machen Sie intuitiv richtig. Mit diesem Buch möchten wir Ihnen helfen, noch mehr Alltagsnischen zu entdecken, in denen Sie Bewegung und Nähe mit ihrem Kind genießen können – ob beim täglichen Wickeln, Füttern, Baden oder Schmusen, ebenso wie beim Tragen des Babys. Dieses Miteinander nimmt Einfluss auf die Entwicklung der Bewegungskompetenz, es schenkt dem Kind Erfolgserlebnisse und macht es selbstbewusst. Und ein zufriedeneres Baby schenkt auch der Mutter Entspannung im Alltag.

Sabine Hartz, Birgit Kienzle-Müller und Ulrike Höwer

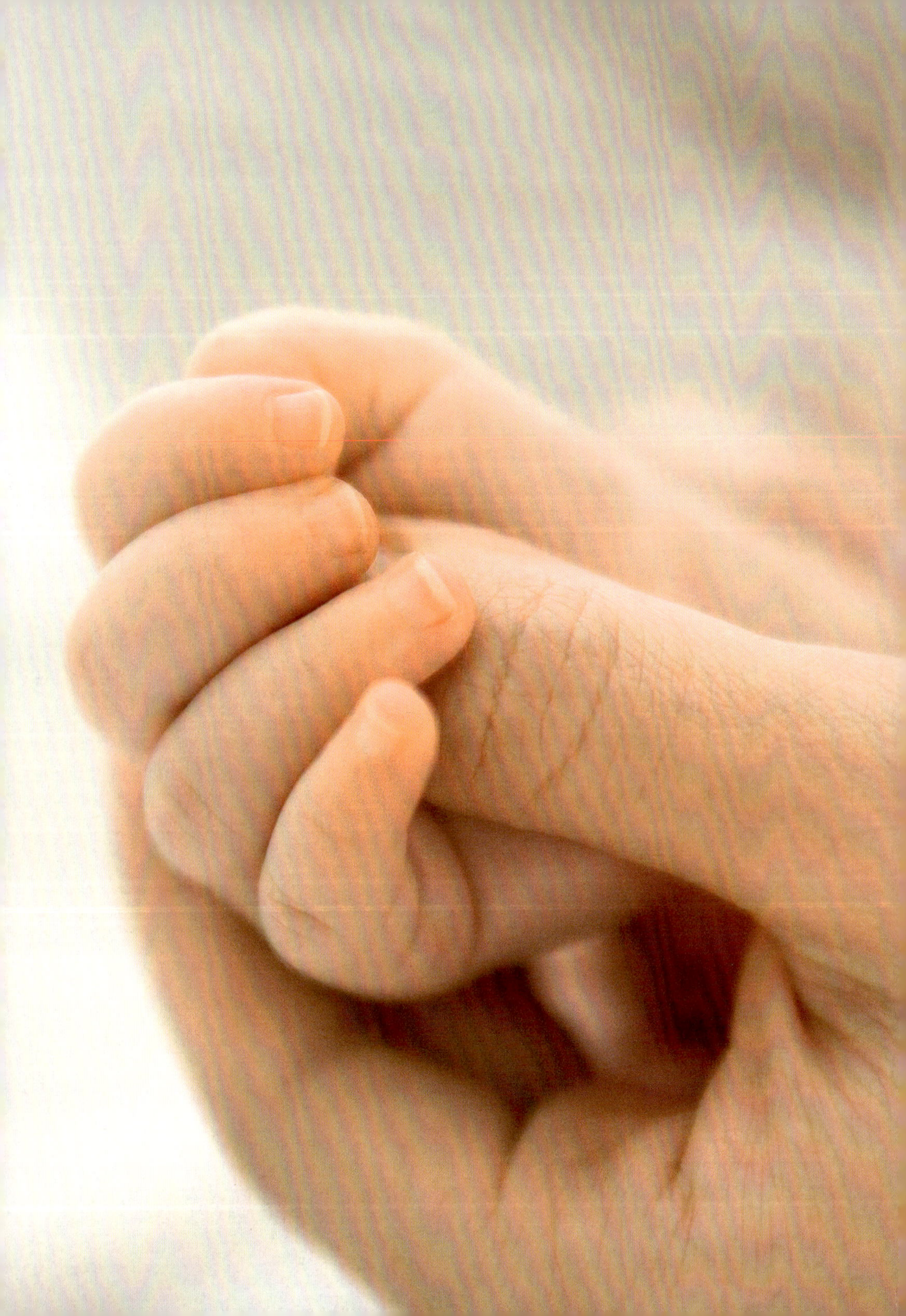

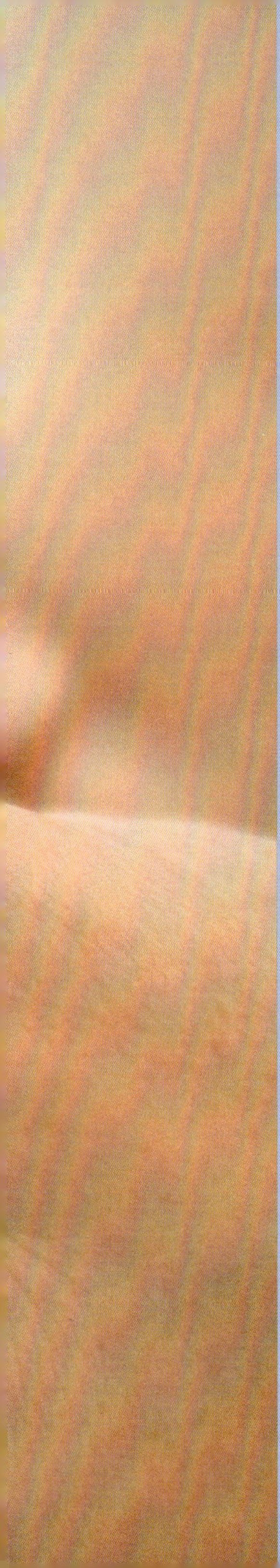

Gemeinsam bewegen von Anfang an

Vom ersten Tag an liebt es ein Baby, sich zusammen mit Vater und Mutter zu bewegen – die beste Unterstützung für eine glückliche Entwicklung.

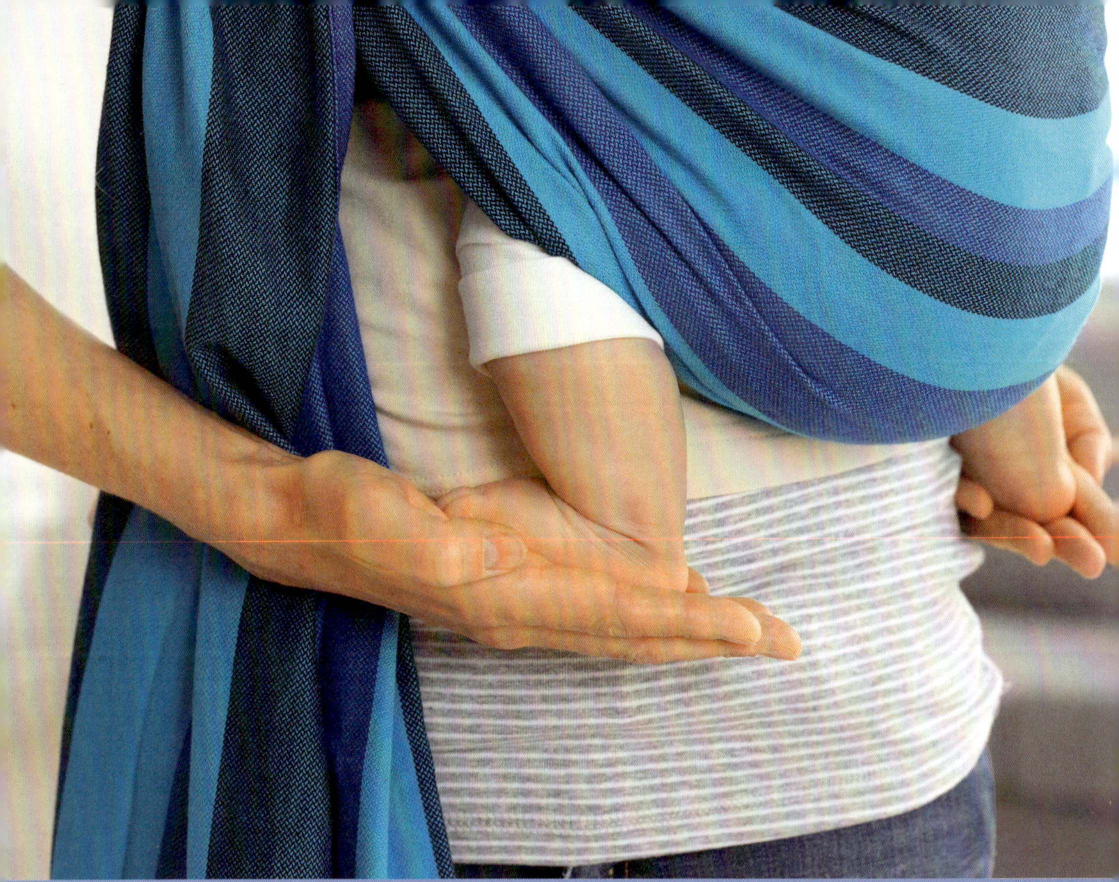

So reifen unsere Sinne

Es ist ein bewegender Augenblick, wenn die Mutter zum ersten Mal ihr Baby spürt. Diese erste Begegnung über Bewegung erfolgt meistens in der 19. Schwangerschaftswoche. Intensiv spürt die Mutter diesen noch zaghaften Bewegungen nach. Indem sie über ihren Bauch streichelt oder mit kleinen Schaukelbewegungen reagiert, antwortet sie ihrem Kind. So nimmt sie schon in diesem frühen Stadium durch Berührung und Bewegung Kontakt zu ihrem Kind auf.

Nach der Geburt besteht der besondere Unterschied zur vorgeburtlichen Zeit für das Baby darin, dass es sich mit der Schwerkraft auseinandersetzen muss. Das Kind kann nun nicht mehr so differenziert wie vorher seinen Körper in der Bewegung erfahren, umgeben von Fruchtwasser und der Gebärmutter. Es braucht das Angebot aus der Umgebung, um dies immer feiner lernen zu können.

Fördern, ohne zu überfordern

Die Eltern fragen sich jetzt: Wie unterstütze ich mein Kind am besten? Was braucht es, um sich gut zu entwickeln? Wie kann ich es fördern und ihm die nötigen Reize bieten, ohne es zu überfordern? Denn dass der Mensch Reize braucht, um zu lernen und sich selbst stets von Neuem an seine Umwelt anzupassen, das ist unbestritten. Jede Begegnung mit unserem Kind, jeder Kontakt lädt das Kind ein, sich selbst zu erfahren und seine eigene Verbindung zur Umwelt. Mit jedem dieser Kontakte wächst seine Fähigkeit, sich selbst zu regulieren und zu orientieren. Unser Körper ist wunderbar darauf eingerichtet, durch ständige kleine Anpas-

WIE WIR UNS STÄNDIG IM ALLTAG REGULIEREN

Auch als Erwachsene befinden wir uns täglich in Situationen, in denen wir uns anpassen müssen. Warten wir etwa an einer roten Ampel, haben wir die Freiheit, stehen zu bleiben oder über die Straße zu gehen. Selbst wenn die Ampel grün zeigt, können wir uns entscheiden, ob und wann wir gehen. Sehen wir aber beim Überqueren der Straße ein schnelles Auto auf uns zukommen, wägen wir nicht lange ab, was wir nun am besten tun. Hier gibt es eine unmittelbare Reaktion. Wir rennen weiter oder zurück. In kürzester Zeit hat der Blick auf die Bedrohung, die Aufnahme eines Reizes über die Augen, unterschiedliche Reaktionsmuster zur Folge.

Geraten wir mit einer Hand aus Versehen auf eine heiße Herdplatte, müssen wir gar nicht überlegen: Die Hand schnellt automatisch weg von der Hitzequelle. Anders, wenn wir prüfen wollen, ob wir die heiße Kaffeetasse schon anfassen können: Da tasten wir uns langsam und vorsichtig vor.

Offensichtlich haben wir bis dahin über den Umgang mit Reizen schon viel gelernt – wir können unmittelbar und vorausschauend reagieren.

ERFAHRUNGEN FÜRS LEBEN

Gemeinsame Bewegung hilft, mit sich und anderen im guten Kontakt zu sein. Das Baby lernt, Gefühle zu deuten, die sich in der Mimik ausdrücken. Das Tragetuch ermöglicht, die Aufmerksamkeit zu regulieren: Das Baby kann sich der Welt zuwenden, oder es gönnt sich eine Zeit der Reizverarbeitung und legt ein kleines Schläfchen ein. Die Nähe zur Mutter, zum Vater und die sanfte Bewegungserfahrung helfen, Spannung zu regulieren. Drei wichtige Dinge, die es auch als Erwachsener braucht: Stress regulieren, Umweltreize filtern, Gefühlslagen deuten.

sungsbewegungen auf die vielen Angebote zu reagieren, die die Welt für uns bereithält. Er lernt ständig. Als Eltern eines Babys sind Sie es, die diese Angebote und Reize für Ihr Kind erfahrbar machen, angepasst an Alter und Entwicklungsstand.

Erste Erfahrungen im Mutterleib

Bereits in seiner Entwicklung im Mutterleib hat Ihr Kind erste Erfahrungen gemacht und sogar gelernt. Ihr Kind hatte seinen eigenen Raum, in dem es durch die Umgebung des Fruchtwassers und der Gebärmutterwand alle Bewegungen sowohl im Kontakt mit sich selbst als auch in Bezug zu Ihnen als Mutter erfahren konnte. Es hat sich gestreckt und gebeugt. Es hat sich gedreht und sich mit seinen kleinen Füßen an der Wand abgestoßen, es hat mal nach der Nabelschnur gegriffen oder seine Hände erforscht, es war im Kontakt mit seinen Beinen, den Füßen und dem Kopf und hat sich selbst in Bewegung und Ruhe erfahren. Es hat Geräusche aus dem mütterlichen Körper und von außen aufgenommen, Fruchtwasser getrunken und sogar erste Atemübungen durchgeführt. Und wahrscheinlich war es eher dann aktiver, wenn Sie als Mutter zur Ruhe gekommen sind. Dies ist schon ein Austausch- und Regulationsprozess, in dem Ihr Kind bereits vor der Geburt Ihren Tagesrhythmus erlebt und auch verinnerlicht hat.

Entwicklung ist ein dynamischer Prozess

Jeder Mensch kommt mit der gleichen Anzahl von Gehirnzellen auf die Welt. Schon vor der Geburt verbinden sich diese Nervenzellen. Im ersten Lebensjahr nehmen diese Verbindungen am allerschnellsten zu. Möglichst viele möglichst unterschiedliche Reize in dieser Zeit, Empfindungen und Wahrnehmungen – natürlich an das Alter und den Entwicklungsstand des Kindes angepasst – sind die beste Nahrung für die Entwicklung.

Werden Nervenzellen häufig und immer wieder vielfältig aktiviert, so bildet sich um die Verbindungen zwischen ihnen, die Nervenbahnen, eine sogenannte Myelinschicht. Diese Myelinschicht ist für eine schnellere Übermittlung von Impulsen wichtig. Durch Bewegung, Denken, Fühlen, Wahrnehmen werden ständig neue Verbindungen gebildet. Dadurch entsteht ein großes zusammenhängendes Netzwerk an Nervenverbindungen. Durch das immer wiederkehrende Ansprechen dieses Netzwerkes wird es ausgebaut, und die Fähigkeiten des Einzelnen werden individuell verfeinert.

Kinaesthetics: Die Lehre von der Bewegung

Das Kinästhetische Sinnessystem ermöglicht uns allen, auf Informationen von außen zu reagieren. Ein bestimmter Reiz erreicht das Sinnesorgan und wird über Nervenbahnen ins Körperinnere weitergeleitet. Rezeptoren empfangen den Reiz. Es gibt diese an verschiedenen Stellen im Körper: solche, die für das Gleichgewicht zuständig sind, andere für die Wahrnehmung in der Tiefe des Körpers, wieder andere für die Regulation des Kreislaufs. Sie geben eine Reaktionsinformation an das Nervensystem. So ist dafür gesorgt, dass wir etwa beim Gehen ununterbrochen unser Gleich-

KINAESTHETICS – WAS IST DAS EIGENTLICH?

Kinaesthetics beschäftigt sich mit der Entwicklung von Bewegungskompetenz im Alltag und im Beruf. Kinaesthetics wurde auf der Grundlage von wissenschaftlicher Forschung und eigener Erfahrung von Dr. Lenni Maietta und Dr. Frank Hatch begründet. Übersetzt könnte es heißen »Kunst/Wissenschaft der Bewegungswahrnehmung« oder »Kommunikation durch Berührung und Bewegung«. Im Kontakt mit kleinen und großen Kindern geht es zunächst um die Sensibilisierung für die eigene Wahrnehmung und Bewegung. Es geht um Anpassung beim Umgang miteinander. Hier sind Erwachsene gegenüber Kindern gefordert, um ihnen Regulationsprozesse und Wege der Gesundheitsentwicklung zu ermöglichen, die mit ihnen selbst zu tun haben. Wir unterstützen Kinder so, dass sie sich selbst als wirksam erfahren. Eltern können Kurse besuchen unter dem Namen »Kinaesthetics in der Erziehung«.

UNTERSTÜTZTE ENTSPANNUNG

Solange das Kind damit beschäftigt ist, sich zu bewegen, um Spannung zu regulieren, kann es nicht gleichzeitig etwas anderes tun – wie etwa saugen und schlucken, beobachten, schlafen. Deshalb ist es so wichtig, das Baby zum Beispiel beim Liegen im Bettchen oder beim Stillen zu unterstützen. Erst dann kann es ruhig einschlafen oder trinken (siehe Seite 76/77).

gewicht anpassen, damit wir nicht stürzen, oder dass wir bei unterschiedlichen Luftdruck- oder Temperaturverhältnissen einen stabilen Kreislauf behalten. Was uns die Anpassung in diesen verschiedenen Bereichen ermöglicht, sind beständige kleinste bis größere Bewegungen. Beobachten wir ein Baby zum Beispiel in Rückenlage, so sehen wir, dass es viele kleine und kleinste Bewegungen durchführt, mit denen es sich an die Umgebung anpassen will. So, wie ein Baby dies bereits im Liegen übt, tun wir das als Erwachsene ständig, wenn wir stehen, gehen, sitzen. Wir verhindern damit, dass wir umfallen. Babys »arbeiten« daran bereits im Liegen.

Achtsamkeit im Handeln mit dem Baby

Die Herausforderung für uns Erwachsene besteht nun darin, mit unserem erwachsenen und erfahrenen Körpersystem den Kleinen am Lebensanfang sensibel zu begegnen. Wir sollten uns stets dessen bewusst sein, dass unser Handeln, unser Angebot der Unterstützung, dem Kind vielfältige Lernerfahrungen ermöglicht.

Beispiel: Wickeln eines Neugeborenen

Sicher haben Sie beim täglichen Wickeln festgestellt, dass Ihr Kind ganz unterschiedlich reagieren kann. Manchmal wirft es schreckhaft die Arme auseinander, sobald es auf dem Wickeltisch liegt. An anderen Tagen konnten Sie beobachten, dass Ihr Baby gelassener war, ruhiger in der Bewegung. Was war diesmal anders? Was haben Sie anders gemacht? Was ist für Ihr Kind anders? Vielleicht haben Sie das Baby beim Wickeln langsam oder schneller gedreht, haben es einmal sanft berührt und einmal mit mehr Nachdruck.

Wie das Kind sich selbst reguliert, können wir von außen nicht beeinflussen. Wir sehen oder spüren nur seine Reaktion: Wirft es die Arme auseinander, will es vielleicht einem schnellen Bewegungsangebot folgen, reagiert es ruhiger, war unser Bewegungsangebot dem kleinen Menschen angemessener. Das setzt natürlich voraus, dass wir uns dieses Zusammenhangs bewusst sind. Achtsamkeit im täglichen Umgang mit unseren Babys ist also die Basis dafür, dass unsere Handlungen das Baby optimal unterstützen. Ein wichtiger Leitsatz von Kinaesthetics Infant Handling ist: Was würde das Kind selbst tun, wenn es das bereits könnte?

Beispiel: Krabbelkinder

Beobachten wir ein acht Monate altes Kind dabei, wie es über ein Hindernis krabbeln will, so kann es sein, dass es sich sogar dabei wehtut. Entweder lässt es sich dadurch nur kurz irritieren und macht gleich weiter oder es sucht Trost bei einem Erwachsenen und geht danach aber wieder in die gleiche Situation zurück. Das Kind setzt seinen Versuch dann so lange fort, bis es für diesen Moment eine Idee gefunden hat, wie es das Hindernis überwindet. Es hat Freude daran entwickelt, sich selbst als fähig zu erfahren, aus eigener Kraft und Überlegung eine Schwierigkeit zu meistern.
Diese Freude am Entdecken und daran, sich selbst in Bewegung zu erleben, können wir unterstützen, indem wir das Kind einerseits achtsam begleiten, um Verletzungen zu vermeiden, andererseits den Raum für solches Erleben öffnen. Das funktioniert nur dann, wenn wir dem Kind auch vertrauen, dass es diese kleinen Schritte aus sich selbst entdecken kann. Wenn wir das Hindernis also beseitigen oder das Kind über das Hindernis heben, tun wir ihm keinen Gefallen: Es will die Herausforderung selbst bewältigen!

Das Tragen

Je kleiner Ihr Kind ist, desto mehr Nähe benötigt es, um selbst aktiv sein zu können. Hier ist das Tragetuch eine große Hilfe, da Ihr Baby so in beständiger Ver-Bindung mit Ihnen ist und sich dadurch in Bewegung erfährt. Jede Ihrer Bewegungen hat eine Resonanz im Körper Ihres Kindes. Der innere Regelkreislauf von Bewegung – Wahrnehmung – Regulation/Anpassung – Bewegung arbeitet auf Hochtouren und bringt das Kind auf seinen ganz eigenen Weg in die Welt.

DER GLEICHGEWICHTSSINN

Der Gleichgewichtssinn hat einen wesentlichen Anteil an unserer Körperhaltung und an unserer Bewegung, Koordination, Muskelspannung. Unsere Gleichgewichtsreaktionen sind von ihm abhängig. Durch das »Bewegtwerden« beim Tragen und den täglichen Umgang mit dem Kind wird genau dieser Sinn angesprochen.

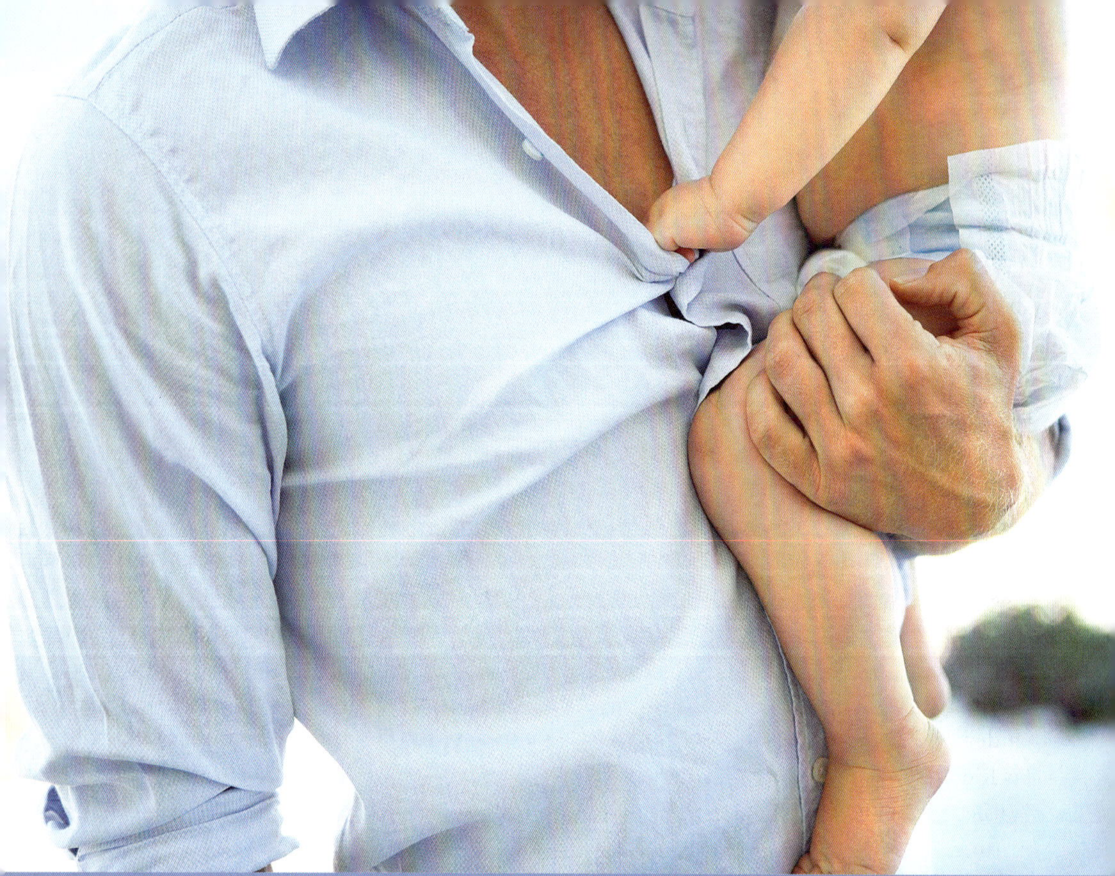

Der Mensch entwickelt sich durch Bewegung

Sogar die Befruchtung ist nicht ohne Bewegung möglich: Die Samenzelle hat sich zu diesem Zeitpunkt aktiv zur Eizelle bewegt und sich ihren direkten Weg gesucht. In dem Moment beginnt ein umfassender und hochkomplexer Prozess von Entwicklung und Bewegung. Die Zellen teilen sich zu millionenfachen Zellhaufen. Und daraus bilden sich im Lauf von neun Monaten das Gehirn, das Sinnes- und Nervensystem, der Bewegungsapparat und die Organe.

Die pränatale Bewegungs- und Sinnesentwicklung

- Ab der 2. Woche formt sich das Zentrale Nervensystem.
- Ab der 4. Woche bilden sich das Herz und die Nabelschnur.
- Ab der 5. Woche beginnt sich schon der Gleichgewichtssinn auszubilden.
- Ab der 8. Woche bewegt sich der Embryo im Fruchtwasser.
- Ab der 13. Woche kann man eindeutig das menschliche Äußere erkennen sowie das Geschlecht des Kindes differenzieren. Es lutscht am Daumen und hat schon regelmäßige Aktivitätsphasen und Ruhepausen. Es macht Saugbewegungen, schluckt Fruchtwasser und gähnt ausgiebig.
- Ab der 24. Woche ist das Ohr vollständig entwickelt, und das Kind hört die Stimme der Mutter durch die Bauchdecke.
- Ab der 28. Woche öffnen und schließen sich die Augen. Auch das Riechen und das Schmecken funktionieren schon.
- Die Bewegungen des Kindes nehmen bis kurz vor seiner Geburt immer mehr zu. Die Mutter spürt deutlich die Tritte und Strampelbewegungen des Kindes. Wenige Wochen vor der Geburt werden diese ausgiebigen Bewegungen mangels Platz immer weniger. Der Druck der umhüllenden Gebärmutter fördert die Muskelbildung.

BEWEGUNG ALS REAKTION

Schon im Mutterleib liebt es das Baby, sich zu bewegen: Es reagiert mit Bewegung auf die Bewegungen der Mutter, das Streicheln des Bauches, ihre Stimme, ihren Herzschlag und das Rauschen des Blutes.

WICHTIGE BEWEGUNGSSINNE

Das Gleichgewichtssystem und das taktile System sind die ersten funktionsfähigen Sinnessysteme. Sie reifen in den ersten sechs bis acht Schwangerschaftswochen heran und sind bereits im dritten Entwicklungsmonat voll funktionsfähig. Für die Entwicklung des gesamten Gehirns haben beide eine entscheidende Bedeutung. Beide Sinnessysteme ermöglichen es, die erfahrenen Reize sinnvoll zu verarbeiten und angemessen auf sie zu reagieren. Funktionieren die Systeme nur unzureichend, sind Wahrnehmungs- und Verhaltensstörungen die Folge.

Bewegung nach der Geburt

Nach der Geburt werden die Lernsituationen durch die Bewegung des Kindes in der Schwerkraft immer komplexer. Es wird selbstbewusst und stark. Das Kind lernt, besonders in direktem Körperkontakt, seinen Körper so einzusetzen und zu nutzen, dass es sich immer sicherer in die Welt hineinbewegen kann. Sind wir aufmerksam für die Signale der Kleinen, so beginnt ein intensiver und verbindender Prozess von gegenseitigem Führen und Folgen. Bewegung ist die Grundlage von Leben.

Warum bewegt sich ein Baby? Die drei entscheidenden Überlebensstrategien

Reflexe

- Entwicklung zielt auf Selbstständigkeit. Gesunde Kinder kommen mit unverzichtbaren Überlebensstrategien auf die Welt. Dazu gehören zunächst die primitiven Reflexe, vor allem der Such-, Saug- und Schluckreflex, durch die das Kind ausreichend Nahrung zu sich nehmen kann. Die frühen Reflexe lassen nach, und das Kind wendet den Kopf, wenn es trinken möchte. In dem Moment trifft es die ersten selbstständigen Entscheidungen.

Motivation

- Zu den Überlebensstrategien des Kindes gehört zudem eine unerschöpfliche Neugier. Schon junge Säuglinge sind bestrebt, unbekannte Reize einordnen zu können. Kinder beginnen schon früh, Spielzeug neugierig mit dem Blick zu verfolgen, dann greifen sie nach allen erreichbaren Gegenständen, um sie intensiv mit allen Sinnen zu erforschen.

GEHIRNENTWICKLUNG DURCH BEWEGUNG

Bewegung macht schlau. Durch Bewegungserfahrungen werden neue und stärkere Nervenverbindungen im Gehirn gebildet. Dies ist die Grundlage für erfolgreiches Lernen. Gerade schaukelnde Bewegungsimpulse im Tragetuch oder einer anderen Tragehilfe wirken stimulierend.

Kommunikation

- Schließlich – und auch das ist überlebenswichtig – hat das Kind von Geburt an ein vitales soziales Interesse: Es möchte kommunizieren. Nichts fasziniert es zu Beginn seines Lebens so sehr wie ein menschliches Gesicht. Das Neugeborene ahmt intuitiv die Mimik nach. Es kann zunehmend länger Blickkontakt halten. Das erste soziale Lächeln schenkt es einem vertrauten Menschen. Dieses Interesse an sozialer Begegnung und Kommunikation ist ein Grundbedürfnis des Kindes. Wenn Eltern der Begegnung aus dem Weg gehen, verkümmert das Kind.

Unsere Kinder sind Traglinge

Warum tragen wir unsere Kinder? Diese Frage ist in einem Satz zu beantworten: Weil es dem Grundbedürfnis des Kindes nach ständiger Nähe und Körperkontakt entspricht. Unsere Kinder sind nämlich aus biologischer Sicht sogenannte Traglinge.

Wir Menschen gehören zur Kategorie der Säugetiere – Stillen und Saugen sind für unsere Kinder von elementarer Bedeutung. Stillen ist für den Säugling ein Grundbedürfnis. Die Zoologie kennt auch die Einteilung der Jungtiere nach ihrem Verhalten: in Nesthocker und Nestflüchter. Weniger bekannt ist der Typus des Traglings.

Menschliche Neugeborene sind sicher keine Nestflüchter, sonst würden sie unmittelbar nach der Geburt die Eltern verlassen und auf eigenen Beinen stehen. Sie gehören aber auch nicht zu den Nesthockern, da diese von ihrer Natur her darauf eingestellt sind, stundenlang alleine zu sein. Unsere Kinder können nicht alleine

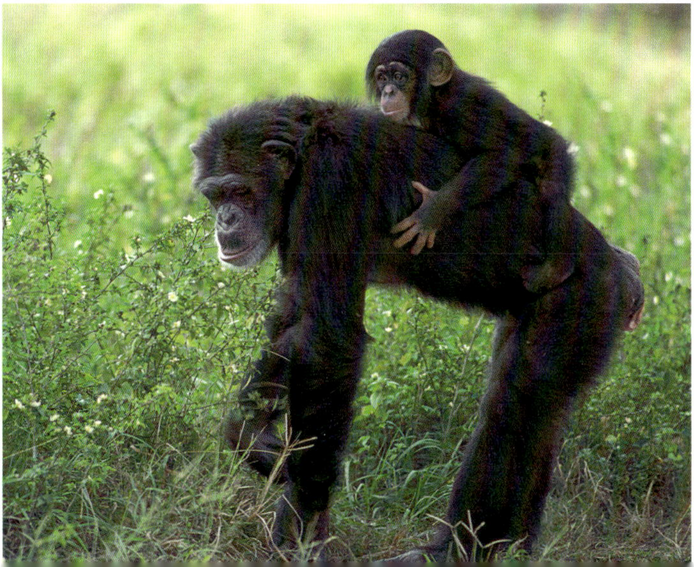

Menschenaffenbabys sind Traglinge, genauso wie Menschenbabys.

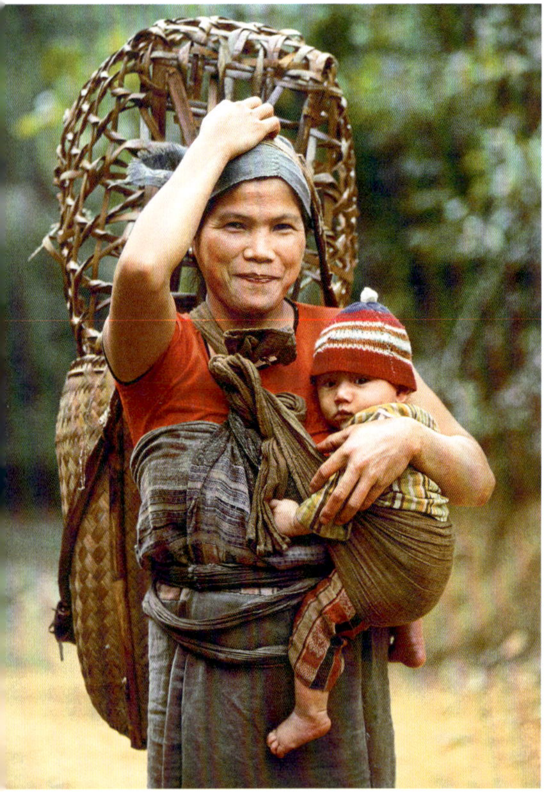

Mit einem einfachen Tuch ist hier ein Hüftsitz entstanden. Der kleine Junge aus den Bergen Vietnams hält sich – typisch Tragling – an der Kleidung der Mutter fest.

sein. Sie weinen! Wir wissen, dass die Welt um unser Kind herum sicher ist. Doch unsere Kinder haben ein anderes Verständnis von Sicherheit. Sicherheit bedeutet für sie zu wissen, dass es jemanden gibt, der sie beschützt. Gibt es diese Bezugsperson nicht spürbar, so erleben sie ein Gefühl großer Unsicherheit und Not. Am zufriedensten sind sie, wenn sie Körperkontakt plus Bewegung erfahren.

Kinder können sich in den ersten Monaten nicht vorstellen, dass etwas, was sie nicht mehr sehen, noch da ist. Wenn sie ihre Bezugsperson nicht sehen oder spüren können, weinen sie. Menschen und Dinge existieren für Kinder nur dann, wenn sie sie wahrnehmen können. Sobald sie etwas oder jemanden nicht mehr wahrnehmen, existiert er für sie nicht.

Körperliche Merkmale unserer Traglinge

An Reflexen und einigen Körpermerkmalen unserer Neugeborenen erkennt man eindeutig, dass das menschliche Baby ein Tragling ist.

Das Kontaktweinen

Ein wichtiger Reflex des verlassenen Kindes ist das Kontaktweinen. Stammesgeschichtlich sind wir an die Bedingungen des nomadi-

WICHTIG

Eine Frage, die an dieser Stelle immer wieder von Eltern und Großeltern gestellt wird: Verwöhnen wir unsere Kinder denn nicht grenzenlos, wenn wir sie ständig herumtragen? Keine Sorge! Gerade in den ersten Monaten kann unser Tragling gar nicht genug Körperkontakt und Bewegung bekommen.

WAS SIND TRAGLINGE?
»Traglinge sind Säugetierjunge, die von einem Elternteil getragen werden, weil sie sich noch nicht oder nur bedingt alleine fortbewegen können. Ihr allgemeiner Entwicklungsstand entspricht dem des Nestflüchters, ... ihr Beinskelett ist jedoch so beschaffen, dass die Handflächen und ebenso die Fußsohlen in der Normalhaltung einander zugekehrt sind, sodass die Finger und Zehen ins Fell des tragenden Elterntieres greifen können.« So lautet die Definition des bekannten deutschen Verhaltensbiologen Bernhard Hassenstein, der diesen Begriff 1970 einführte.

schen Lebens angepasst. Aus dieser Lebensweise ergab sich das Mitnehmen der Kinder zwangsläufig. Alleine zu bleiben war gleichbedeutend mit Zurückgelassenwerden und damit dem sicheren Tod preisgegeben zu sein. Sobald sich der Säugling alleine fühlt, fängt er an zu weinen, um die Kontaktperson herbeizurufen. Dieses Weinen nennt man Kontaktweinen – aus Sicht des Kindes ein Hilferuf in größter Not. Es gibt nur eine angemessene Reaktion: Hingehen, hochnehmen, wiegen, stillen und nicht zu schnell wieder weglegen!

Die Anhock-Spreiz-Reaktion

Wenn sich die Kontaktperson unserem kleinen Tragling nähert, dann kommt es zu einem weiteren interessanten Reflex: der Anhock-Spreiz-Reaktion oder der Anhock-Sitz-Reaktion. Das heißt, das Kind zieht die Beine an. Es bereitet dadurch das Getragenwerden vor, und zwar auf der Hüfte. Hier passen Mutter und Kind wie Schlüssel und Schloss zusammen.

In der Anhock-Spreiz-Stellung passt das Baby auf die Hüfte der Mutter wie der Schlüssel zum Schloss.

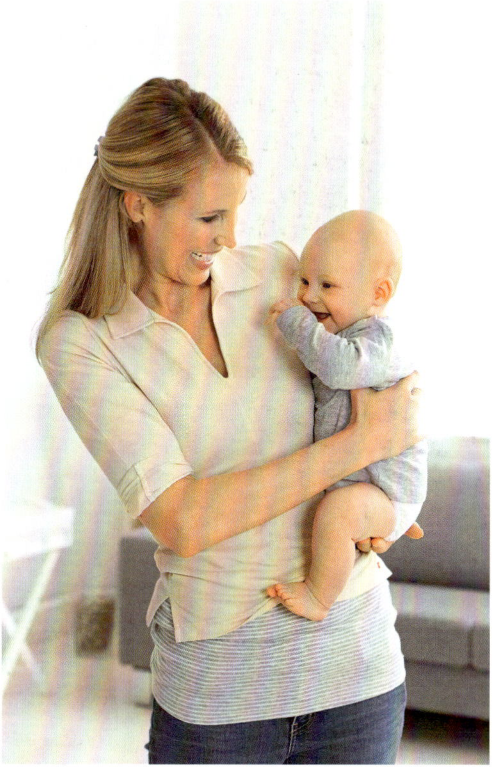

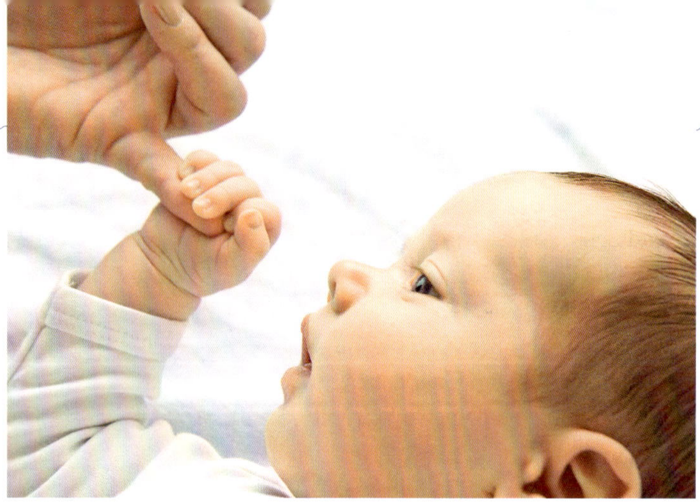

Der Greifreflex unserer Babys bewirkte bei ihren Vorfahren, dass sie sich fest ins Fell des Muttertieres krallten.

Der Greifreflex und der Moro-Reflex

Zwei weitere Reflexe weisen auf eine in der Entwicklungsgeschichte aktive Beteiligung der Kinder beim Getragenwerden hin: der Greifreflex und der Moro-Reflex. Mit dem Moro-Reflex meint man das ruckartige Strecken der Arme, das bei einem Baby zu beobachten ist, wenn es plötzlich rückwärtsfällt oder losgelassen wird. Dann spreizt es auch die Finger und öffnet den Mund, anschließend werden die Finger zur Faust geballt. Bei Jungtieren etwa von Menschenaffen verhindert dieser Reflex, dass sie herunterfallen, weil sie so im Fell der Mutter nachgreifen. Da wir heute kein Fell mehr haben, ist die Bedeutung dieser Reflexe inzwischen von untergeordneter Natur. Nichtsdestotrotz sind es wichtige Reflexe, die weder ein Nesthocker noch ein Nestflüchter hat.

ORTHOPÄDISCH EMPFOHLEN: SITZEN AUF DER HÜFTE

Der Dresdner Orthopäde Hanns Büschelberger hat bereits 1961 die anatomisch günstigste Stellung vom Oberschenkelkopf zur Hüftgelenkpfanne untersucht: Bei einem Spreizwinkel der Oberschenkelknochen von 40 Grad, von der Körpermitte aus betrachtet, und gleichzeitiger Hockstellung von 100 Grad fügt sich der Oberschenkelkopf am besten in die Hüftpfanne ein. Diese Werte entsprechen den Winkeln, die gemessen werden, während das Baby auf der Hüfte sitzt.

Beine, Rücken, Wirbelsäule und Becken

- Neugeborene haben einander zugewandte Fußsohlen, und sie haben O-Beine. Der Grund dafür liegt nicht in der Enge des Mutterleibes, Fohlen und Kälber kommen auch nicht mit krummen Beinen auf die Welt. Die O-Beine helfen dem Tragling, sich an der Kontaktperson festzuklammern.
- Auch Hüfte und Rücken sind auf das Getragenwerden ausgerichtet und nicht auf das Abgelegtwerden. Die Krümmungen im Hals-

und Lendenwirbelsäulenbereich, die unserer erwachsenen Wirbelsäule ihre typische S-Form geben, sind beim Neugeborenen noch nicht vorhanden. Sie bilden sich erst aus, wenn das Kind anfängt, den Kopf zu heben und sich aufzurichten. Abgeschlossen wird diese Entwicklung erst in der Pubertät.

Haben Sie schon einmal Vierjährige beobachtet, die auf dem Bauch und mit angezogenen Beinen schlafen? Diese Haltung dient der Rückenentlastung. Selbst für uns Erwachsene ist im Liegen eine leicht runde Rückenhaltung angenehmer als eine ganz durchgestreckte.

› Wirbelsäule und Becken haben im Säuglingsalter eine andere Stellung zueinander als im Erwachsenenalter. In der Konsequenz ist auch die Orientierung der Hüftgelenke anders, die ja abhängig von der Beckenstellung ist. Beim Säugling sind die Hüftgelenke nach vorne orientiert. Ein Säugling kann seine Beine nicht über die Körpermitte hinaus nach hinten strecken, wie ein Erwachsener das beim Gehen tut.

Wenn also ein Säugling auf eine feste Unterlage gelegt wird, so liegen seine Oberschenkel nicht völlig auf. Die Beine fallen leicht nach außen, und Hüftgelenk und Kniebereich sind angewinkelt.

TRAUEN SIE IHREM GEFÜHL

Kinder wollen gewiegt, geschaukelt und berührt werden. Es beruhigt und stimuliert sie. Sie sind ausgeglichener und zufriedener, und mit jedem intensiven Körperkontakt werden sie aufgrund der Sinnesanregung und des positiven Körpergefühls ein bisschen selbstbewusster. Körpergefühl und Selbstbewusstsein stehen in engem Zusammenhang.

Wir unterstützen unsere Kinder also ganz nebenbei in ihrer Entwicklung, indem wir mit ihnen schmusen, sie stillen, wiegen und sie tragen – ob nun mit oder ohne Tuch – Hauptsache, Körperkontakt mit Bewegung. Mütter müssen sich nur wieder trauen, nach ihrem Gefühl zu handeln.

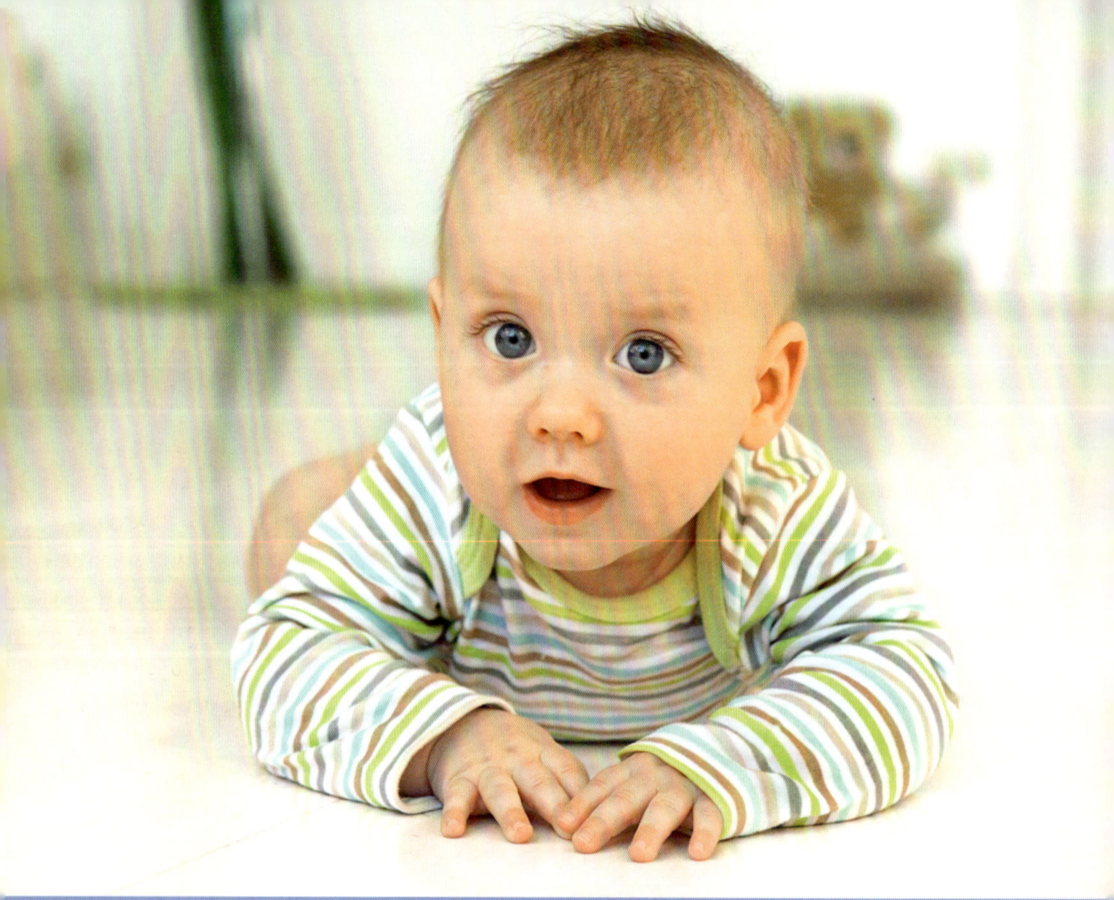

Meilensteine der Bewegung im ersten Jahr

Die Bewegungsentwicklung zeigt uns auch den Verlauf der geistigen, sozialen und mentalen Entwicklung eines Kindes. Motorik und mentale Entwicklung gehören untrennbar zusammen. Die Bewegungsentwicklung unterliegt einer großen Schwankungsbreite, manche Kinder laufen mit neun Monaten, andere brauchen doppelt so lange. Die wichtigen Ereignisse der Bewegungsentwicklung, die als Meilensteine bezeichnet werden, sollten alle durchlaufen werden. Wenn Sie Ihrem Kind genügend Zeit lassen, so kann es einen nach dem anderen selbst und in aller Gründlichkeit entdecken. Dabei ist die Bewegungsqualität weitaus wichtiger als das Entwicklungstempo. Manche Entwicklungsphasen werden schnell, manche langsam und ausführlich durchlaufen. Zudem hat jedes Kind je nach Charakter unterschiedliche Vorlieben und Abneigungen und eine ganz individuelle Art, Fähigkeiten zu erlernen und auszubauen.

Eltern können die Entwicklung des Kindes nicht wirklich beschleunigen, aber sie können das motorische Lernen ihres Kindes durch Anregungen bereichern, wenn sie die Inhalte der Meilensteine kennen:

DAS ERSTE JAHR

Etwa ein Jahr beträgt die eigentliche Reifezeit eines Babys. In dieser Zeit bilden sich seine Sinne aus, sein Gehirn reift, es beginnt Kontakt aufzunehmen und zu kommunizieren. Es lernt, sich aufzurichten, zu stehen und vielleicht sogar schon zu gehen.

13 Meilensteine der Entwicklung

› *Blickkontakt: am Ende der 4. Woche*

Merkmal: Das Baby hält für kurze Zeit Blickkontakt.

Bedeutung: Eine gesund gestartete Entwicklung erkennt man in den ersten Wochen an dem interessierten und faszinierten Blickkontakt, an der stetig wachsenden Neugier sowie an einem starken Saug- und Schluckreflex und einer zeitgemäßen Entwicklung der Körperhaltung.

› *Erstes Lächeln: im Alter von 6 Wochen*

Merkmal: Das Baby schenkt seinem Gegenüber sein erstes soziales Lächeln.

Bedeutung: Das erste Lächeln ist ein wichtiges Zeichen für die geistige und soziale Entwicklung. Beim ersten bewussten Lächeln sind immer die Augen beteiligt. Jedes Kind auf dieser Welt zeigt sein erstes Lächeln im gleichen Alter: zwischen der vierten und der sechsten Woche.

Mit dem ersten Lächeln kommt auch das erste Lautieren. Das Kind lauscht erstaunt und hingebungsvoll seiner eigenen Stimme, oft begleitet vom gleichzeitigen Spiel mit den Fingern – die beginnende Hand-Hand-Koordination. Das Kind fängt an, sich selbst wahrzunehmen.

› *Beginnende Kopfkontrolle: am Ende des 2. Monats*

Merkmal: Das Baby kann seinen Kopf in Bauchlage etwa zehn Sekunden hochhalten.

Bedeutung: Die Augen geben den Impuls für die Aufrichtung in der Bauchlage. Wenn es einen interessanten Gegenstand fixiert, stemmt sich das Kind über seine Unterarme gegen die Schwerkraft nach oben in die Aufrichtung. Die Anstrengung ist deutlich in seinem Gesicht zu erkennen. Das Kind legt die Stirn in Falten, zieht die Augenbrauen hoch und hat die Augen weit geöffnet. Die Neugier erwacht durch den Geruchs- und den Geschmackssinn, durch Hören und Sehen. Durch die Neugier entsteht Begierde. Durch Begierde entsteht Bewegung. Das Kind will etwas in seinen Besitz bekommen. Diese Reaktionskette ist sehr wichtig für die weitere Entwicklung des Kindes. Die Bewegungen sind mit Beginn der Kopfkontrolle natürlich noch nicht zielgenau. Das Halten des schweren Köpfchens gelingt anfangs nur für kurze Zeit, und auch das Drehen des Kopfes zur Seite erfolgt erst später. Jetzt wendet

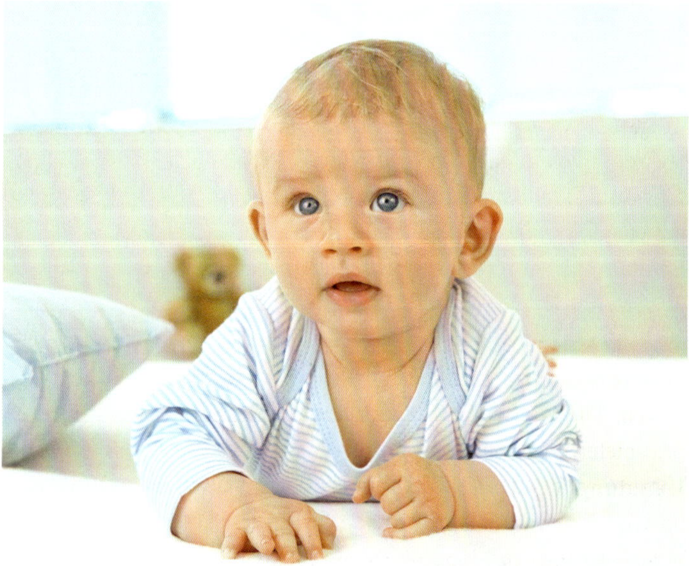

Der symmetrische Unterarmstütz ist einer der wichtigsten Meilensteine für eine regelrechte Entwicklung der Babys.

sich Ihr Baby noch mit dem gesamten Körper zu einem interessanten Vorgang hin. Man nennt das Massenbewegung. Gezielter kann das Kind dann erst mit etwa sechs Monaten seinen Kopf zu- oder abwenden. Erst dann ist es auch in der Lage, den Kopf längere Zeit richtig aufrecht gegen die Schwerkraft zu halten. Mit dem beginnenden Fingerspiel fängt die Hand-Hand-Koordination an und damit die Wahrnehmung des eigenen Körpers. Bewusstes und gezieltes Bewegen beginnt. Das Kind bekommt ein Bild von sich selbst.

> *Symmetrischer Unterarmstütz: am Ende des 3. Monats*

Merkmal: Das Baby befindet sich in Bauchlage und stützt sich auf seinen Unterarmen mit geöffneten Händen ab. Es kann dabei seinen Kopf schon gut halten. Die Unterarme liegen parallel zueinander. Das Stützdreieck liegt zwischen den beiden Unterarmen und dem Bauchnabel. Die Beine sind entspannt gestreckt. In Rückenlage spielt das Kind mit seinen Händen und betrachtet diese intensiv, dabei werden beide Beine in gebeugter Haltung über dem Körper gehalten.

Bedeutung: Dem symmetrischen Unterarmstütz kommt besondere Bedeutung zu. Beherrscht ein Baby etwa am Ende des dritten Monats diesen Meilenstein in Bauchlage, so kann man jetzt schon davon ausgehen, dass das Kind einen koordinierten Gang haben, eine normale Sprachentwicklung und eine normale geistige Entwicklung durchlaufen wird.

> *Erstes Greifen: am Ende des 4. Monats*

Merkmal: Das Kind greift in Rückenlage nach Gegenständen, die von der Seite gereicht werden, und beginnt sich auf die Seite zu drehen. Die Hände des Kindes sind jetzt überwiegend geöffnet und spielen miteinander.

Bedeutung: Die Hand-Hand-Koordination ist ausgereift, dies ist die Voraussetzung für das Greifen von der Seite in Rückenlage. In Bauchlage wird das Erforschen eines Spielzeugs durch den frei werdenden Arm beim Einzelellbogenstütz möglich.

TIPP

Mit dem symmetrischen Unterarmstütz gewinnt das Baby ein Gefühl für seine Körpermitte. Da dieser Meilenstein so wichtig ist, sollten Sie Ihr Kind bestmöglich darin unterstützen, zum Beispiel mit einem gerollten Handtuch oder einem Stillkissen als Hilfe in der Bauchlage (siehe Seite 67).

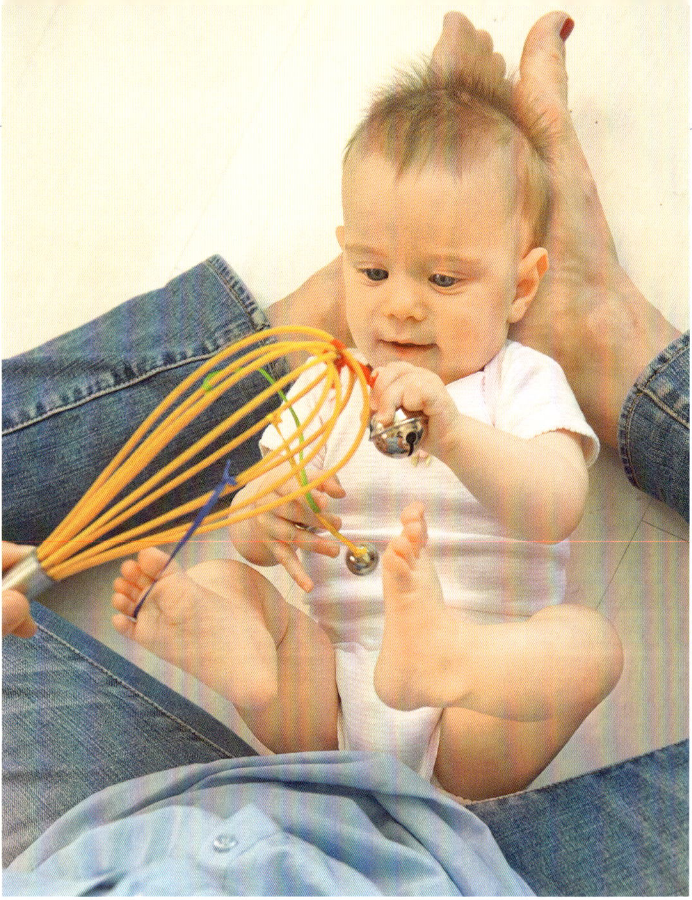

Voraussetzung für das Greifen über die Mitte ist die Vernetzung der rechten und der linken Gehirnhälfte.

> *Greifen über die Mitte: am Ende des 5. Monats*

Merkmal: Das Baby ergreift in Rückenlage einen Gegenstand direkt aus seiner Körpermitte und über die Mitte hinaus.
Bedeutung: Ein Gegenstand in der Hand wechselt von einer Hand in die andere. Beide Gehirnhälften haben sich miteinander verbunden. Dies ist die Voraussetzung für das Drehen vom Rücken auf den Bauch.

> *Handstütz: am Ende des 6. Monats*

Merkmal: In Bauchlage stützt das Kind sich mit gestreckten Armen auf die ganz geöffneten Handflächen ab. Das Kind dreht sich vom Rücken auf den Bauch. Das Gehirn reift immer mehr aus. Die frühkindlichen Reflexe sind erloschen. Die Schutzreflexe, wie Abstützreaktion der Hände und das Blinzeln zum Schutz der Augen, bauen sich auf.

Bedeutung: Die Entfaltung – die Öffnung – der Hand ist deshalb so wichtig, weil damit taktile und tiefensensible Erfahrungen gemacht werden können. Die Wahrnehmung der Hand ist sonst eingeschränkt. Nur wenn die Hand über die Mitte greifen kann, ist Drehen überhaupt möglich. Das Drehen vom Rücken auf den Bauch ist die erste mögliche Fortbewegung im Raum. Das Kind erhält immer mehr Kontrolle über seine Gefühle und somit auch über sein Handeln. Es will immer mehr am Familienleben aktiv teilhaben und die ungeteilte Aufmerksamkeit seiner Mutter. Das Kind fängt an, am »Rockzipfel« zu hängen. Dieser Meilenstein ist enorm wichtig. Man spricht hier auch von der beginnenden emotionalen Intelligenz: Das Baby kennt die eigenen Gefühle und kann die Gefühle anderer deuten. Es weint zum Beispiel mit, wenn ein anderes Kind weint.

LINKS ODER RECHTS

Ihr Baby sollte beide Hände abwechselnd etwa gleich oft benützen. Ob das Kind Rechts- oder Linkshänder wird, entscheidet sich erst viel später, mit etwa drei bis vier Jahren. Jetzt, mit etwa einem halben Jahr, kann das Kind bereits seinen Daumen abspreizen und die Finger durchstrecken.

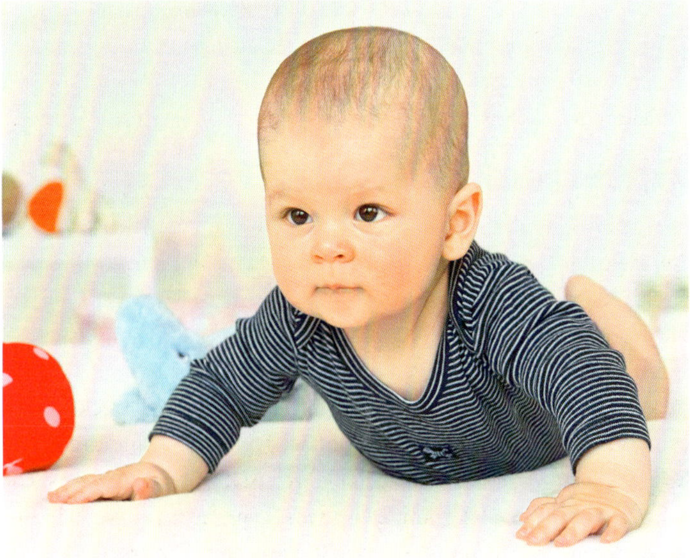

Mit dem Handstütz öffnen sich die Handflächen, das ermöglicht die Entwicklung der Feinmotorik.

> *Robben: am Ende des 7. Monats*

Merkmal: Das Kind zieht sich auf dem Bauch mithilfe seiner Arme nach vorne, um ein weiter entferntes Spielzeug zu erreichen. Das Robben ist eine kriechende Fortbewegung. In Bauchlage richtet sich das Kind immer mehr auf und kommt in den Vierfüßlerstand. Das Kind kann sich jetzt auch vom Bauch auf den Rücken zurückdrehen. Dabei kann es nach Belieben den Drehvorgang stoppen. Das Kind spielt in Rückenlage gern mit seinen Füßen. Das Kind fremdelt.

Bedeutung: Das Robben ist die zweite Fortbewegungsart nach dem Drehen vom Rücken auf den Bauch, die das Kind beherrscht. Wenn das Kind in der Position des Handstütz einen begehrten Gegenstand nicht erreichen kann, richtet es sich immer mehr auf und kommt dadurch in den gleichmäßigen Vierfüßlerstand. Zum ersten Mal werden nun die Knie belastet. Es kommt dem Objekt aber immer noch nicht näher und es bewegt sich so auch nicht fort. Allerdings entdeckt das Kind den Spaß daran, in dieser Position zu schaukeln, vor und zurück – das sogenannte »Rocking«. Es ist die Voraussetzung, um später in den Sitz zu kommen.
Das Fremdeln markiert einen wichtigen Abschnitt in der mentalen Entwicklung des Kindes. Es ist Ausdruck seiner Bindung an vertraute Menschen.

RÜCKWÄRTS ROBBEN
Viele Kinder schieben sich mit aufgestützten Unterarmen zunächst nach hinten und entdecken erst dann, wie man sich nach vorne bewegt – das ist kein Grund zur Beunruhigung.

> *Sitzen: am Ende des 8. Monats*

Merkmal: Das Kind kommt selbstständig hoch zum Sitzen.

Bedeutung: Der »Schräge Sitz« wird zuerst aus der Seitenlage und später über den Vierfüßlerstand mit seitlichem Absinken des Beckens eingenommen. Er ist die Grundposition für alle weiteren Bewegungsschritte in die Aufrichtung, auch Übergang für das Krabbeln, den Langsitz (das Sitzen mit ausgestreckten Beinen) und das Hochziehen.
Zu frühes Hingesetztwerden schadet der Haltung des Kindes. Haltungsschäden sind die Folge. Der Bewegungsdrang des Kindes wird gestoppt. Kein Kind setzt sich, weil es sitzen will, sondern nur als Positionswechsel, um seine Neugierde zu befriedigen.

> *Krabbeln: am Ende des 9. Monats*

Merkmal: Das Kind kann krabbeln.

Bedeutung: Das Krabbeln entwickelt sich immer aus dem Schrägen Sitz, durch den Drang, ein Spielzeug oder Ähnliches zu erreichen. Immer mehr geht die Orientierung jetzt nach vorne und nach oben. Die Krabbelphase dauert meist drei Monate. Je länger das Baby krabbelt, umso mehr wird die Rumpfmuskulatur gekräftigt. Ein guter Krabbler kommt später leicht in die Aufrichtung. Sitzen, Krabbeln und Hochziehen in den Stand können in unterschiedlicher Reihenfolge erfolgen. Meistens folgt nach zwei Wochen der nächste Entwicklungsschritt.

WICHTIG

Ziehen Sie Ihr Kind bitte nicht in den Stand hoch. Erst wenn es sich von selbst aufrichtet, sind Rumpf und Beine stabil genug fürs selbstständige Stehen.

> *Hochziehen: am Ende des 10. Monats*

Merkmal: Das Kind zieht sich mit beiden Händen an Möbeln hoch zum Stand.

Bedeutung: Der Kniestand (aufrecht knien mit beiden Beinen) ist eine kurze Station zur weiteren Aufrichtung. Beim später folgenden Halbkniestand (aufrecht knien auf einem Knie, das zweite Bein gestreckt nach hinten) benötigt das Kind einen guten Gleichgewichtssinn.

> *Freier Stand: am Ende des 11. Monats*

Merkmal: Seitlich geht das Kind nun an Möbeln entlang und steht zwei Sekunden lang frei. Wenn Sie es im Stand festhalten, macht es Schaukelbewegungen zur Seite und wippt hoch und runter.

TIPP

Nicht immer verläuft die Entwicklung geradlinig, manchmal nimmt sie Umwege über Ersatzbewegungsmuster. Manch einer der Meilensteine wird früher als im Durchschnitt, manch einer später erreicht. Das ist kein Grund, sich zu ängstigen, es ist normal. Nur wenn Sie ständig Ersatzmuster und Abweichungen beobachten, sollten Sie reagieren und den Kinderarzt aufsuchen.

Bedeutung: Durch die Begierde, seitlich etwas zu erreichen, entsteht die sogenannte »Küstenschifffahrt« (Schaukeln von einem auf das andere Bein). Das Kind beginnt auch an der Wand entlangzugehen. Kurz darauf geht das Kind langsam vom gehaltenen Stand wieder zurück in die Hocke und dann zum Krabbeln.

> *Erster Schritt: zwischen dem 13. und 14. Monat*

Merkmal: Geschafft! Die ersten Schritte werden frei gegangen. Manche Kinder laufen schon vor dem 12. Monat, andere erst mit 18 oder 20 Monaten.

Bedeutung: Manche Kinder gehen lange nur seitlich an der Wand entlang, bis sie sich in den Raum drehen und später dann von alleine loslaufen. Barfußgehen lernen fördert die Tiefensensibilität des Fußes und kräftigt die Muskulatur. Beim ersten Gehen fallen die Kinder häufig hin und ziehen ein erschrecktes Gesicht. Kann das Kind beim Gehen stoppen und die Richtung wechseln, ist das Gehen ausgereift.

SELBST GEHEN

Seien Sie nicht zu ungeduldig und warten Sie, bis Ihr Kind von selbst die ersten Schritte macht. Wenn Sie es an den hochgezogenen Armen führen, kann es nur auf Zehenspitzen trippeln. Erst wenn die Ferse richtig ausgebildet ist, wird es auf dem ganzen Fuß richtig gehen können.

Bindung braucht Bewegung

Gleich nach der Geburt halten Sie Ihr Kind zum ersten Mal in den Armen. Sie schnuppern den zarten Geruch Ihres Babys, küssen seine Haut, berühren die Händchen und freuen sich, wenn es zu lächeln scheint.

Für Ihr Kind ist das auch ganz neu. Niemals vorher ist es von fremden Händen oder Kleidung und Dingen berührt worden. Es hat in diesem Moment viel von seiner erworbenen vorgeburtlichen Eigenständigkeit aufgegeben. Alle Sinneseindrücke erlangen über neue, vielfältige Reize vielfältige Informationen.

Sie und Ihr Kind entwickeln einen gemeinsamen Rhythmus. Es beginnt ein Wechselspiel, in dem Ihr Kind lernt, auf Ihre Angebote wie Lächeln, Sprechen, Tragen zu reagieren, so wie Sie Signale Ihres Kindes erkennen und immer klarer darauf reagieren. So lernen Sie sich ab jetzt immer besser kennen. Wahrscheinlich wird Ihr Kind nie wieder so abhängig sein wie jetzt – alles Voraussetzung für eine tiefe und wachsende Ver-Bindung zwischen Ihnen.

WIE ENTSTEHT BINDUNG UND ZU WELCHEM ZEITPUNKT?

Bindung entsteht aus einem gegenseitigen Regulationsprozess, in dem die Qualität der Beziehung eine größere Rolle spielt als die Quantität. Es geht also nicht um die Menge der gemeinsamen Zeit, sondern vielmehr darum, wie die gemeinsame Zeit gestaltet wird. Die stärkste Prägung findet dabei in den ersten sechs Lebensmonaten statt. Anhand enger Bezugspersonen lernt das Kind, Verhalten einzuschätzen, zu interpretieren, darauf zu reagieren. Es lernt, sich anzupassen. Aus diesen ersten Erfahrungen entsteht sein inneres Bild von Beziehung und wie sie »funktioniert«. Mit diesem Bild aus der Zeit der frühesten Kindheit wird es auch im weiteren Leben Beziehung gestalten – nach dem einmal erfahrenen Muster.

Die Bindungsentwicklung im ersten Lebensjahr

- Besonders in den ersten drei bis vier Monaten benötigen die Kleinen Hilfe, sich selbst auf der Erde und in der Schwerkraft zu erfahren. Die Muskelspannung im Körper ist hoch, und allein das Schlafen in Rückenlage bedeutet bereits viel Arbeit. Passen wir uns selbst oder die Umgebung an, kann das Kind seine Spannung reduzieren und sich auf andere Fähigkeiten konzentrieren: Blickkontakt herstellen, die Umgebung erfassen, trinken, ausscheiden, schlafen.
- Ab etwa dem dritten bis fünften Monat werden die Fähigkeiten größer, weil sich die Spannung im Körper verändert. Das Baby ist gewachsen. Es kann das Gewicht seines Körpers leichter abgeben und besser Kontakt mit seiner Umgebung aufnehmen. Ihr Kind freut sich jetzt über die verschiedensten Möglichkeiten, mit Ihnen zusammen Bewegung zu erfahren.
- Ab dem siebten bis neunten Monat hat Ihr Kind schon so viele Fähigkeiten, dass es komplexere Situationen erfasst und darauf reagieren kann oder zumindest in der Bewältigung solcher Situationen Erfahrungen sammeln will.
- Ab dem neunten bis zwölften Monat erfährt sich das Kind zunehmend im Wechselspiel zwischen Bindung und Autonomie. Es benötigt immer wieder die Rückversicherung, dass alles in

Ordnung ist. Erhält es eindeutige Signale von den Bezugspersonen, wird es immer mutiger.

Die sozio-emotionale Entwicklung des Kindes

Ein Kind muss in seinem ersten Lebensjahr drei grundlegende Fähigkeiten entwickeln, die eine große Bedeutung für seine Belastbarkeit in seinem späteren Leben haben (nach Dr. Peter Fonagy, London):

- die Fähigkeit, seine Aufmerksamkeit zu regulieren, um sich auf eine Sache konzentrieren zu können. Fehlt diese Fähigkeit, kann es in der späteren Entwicklung zu einer Aufmerksamkeitsstörung kommen.
- die Fähigkeit, seinen Stress zu regulieren, um Stresssituationen besser bewältigen und mit Stress umgehen zu können. Gestört ist diese Fähigkeit, wenn ein Kind nicht zur Ruhe findet, obwohl es aus der Stress auslösenden Situation entfernt wird.
- die Fähigkeit, Gesichts- und Körperausdrücke eines anderen Menschen zu erkennen, um wahrzunehmen, in welcher Gemütslage sich sein Gegenüber befindet. Ist diese Fähigkeit nicht genügend ausgebildet, können Sozialkontakte später in Stress ausarten.

BINDUNGSFORSCHUNG
Dr. Peter Fonagy vom University College in London ist Psychologe und Psychoanalytiker und gilt als einer der weltweit führenden Bindungsforscher.

FEINFÜHLIGE MÜTTER – ZUFRIEDENERE KINDER
»Elterliche Feinfühligkeit steht in enger Beziehung zu vielen positiven Verhaltensweisen des Säuglings«, schrieb die Verhaltensbiologin Evelin Kirkilionis 1999. »Sechs bis neun Monate alte Babys feinfühliger Mütter weinten in den klassischen Untersuchungen zum Bindungsverhalten weniger, reagierten auch später seltener ärgerlich, aggressiv oder ängstlich und vertrauten in die Verfügbarkeit und Hilfsbereitschaft der Mutter, auf die sie sich als Sicherheitsbasis für Erkundungen der Umgebung verlassen konnten. Sie suchten ihre Nähe bei Leid, lösten sich aber auch wieder von ihr, wenn sie getröstet waren.«

Diese Fähigkeiten lernt ein Kind durch intensiven, liebevollen Kontakt zu seinen Eltern. In einer Studie in Kanada hat man herausgefunden, dass gerade Kinder mit intensivem Hautkontakt zu ihren Eltern eine gute Bindung aufbauen konnten. Neugeborene Babys mit ungestörtem Hautkontakt zur Mutter fühlen sich sicher, weinen weniger und übernehmen schneller den Tag-Nacht-Rhythmus der Mutter. Das Stillen und das Tragen im Tuch unterstützen den Aufbau einer guten und festen Bindung.

Kinder mit sicherer Bindung haben später eine hohe soziale Kompetenz und Fähigkeit, Stress zu bewältigen. Kinder reagieren oft wie ein Spiegel auf ihre Bezugsperson. Ist diese ausgeglichen, ruhend in sich, so spiegelt sich dies in dem Kind wieder. Bindung ist der Ausdruck dafür, wie sicher und geborgen sich ein Kind in seinem sozialen Umfeld fühlt. Bindung ist das Versprechen der Verlässlichkeit.

WAS SIND SPIEGELNEURONEN?

Lachen ist ansteckend, Weinen und Traurigsein auch. Warum das so ist? Dafür sind Nervenzellen im Gehirn zuständig, die sogenannten Spiegelneuronen. Kinder lieben es, Gesichter zu beobachten. Sehr früh imitieren sie unseren Gesichtsausdruck – wie ein Spiegel. Spiegelneuronen lassen uns erleben, was in einer anderen Person vorgeht. Indem ein Baby im engen Körperkontakt mit seinen Eltern immer wieder ihre Gesichter studieren kann, lernt es, Gefühle zu deuten – es lernt Empathie.

Ver-Bindung durch Tragen

Das Tragen ist die perfekte Möglichkeit, sich über Verbindung gegenseitig kennenzulernen, vielfältige Situationen zu erleben und sich aufeinander einzustellen – eben, Bindung entstehen zu lassen. Gerade Väter, die ja Schwangerschaft und Stillzeit nicht in so enger Verbindung mit ihrem Kind erleben wie die Mütter, können durch das Tragen von Anfang an eine enge Bindung zum Kind aufbauen. Kinder lieben ihre Eltern bedingungslos. Das ist von der Natur so angelegt. Bei der Geburt geben die Kinder ihren Eltern einen großen Vertrauensvorschuss auf eine langjährige, verlässliche und liebevolle Fürsorge. Die Bindung der Eltern an ihr Kind ist nicht so bedingungslos. Damit sie sich entfalten kann, bedarf sie vor allem eines Faktors: Körperkontakt – von Anfang an und ganz viel davon. Was sich dann zwischen Eltern und Kind aufbaut, ist eine emotionale Bindung, die viele schlaflose Nächte überstehen lässt!

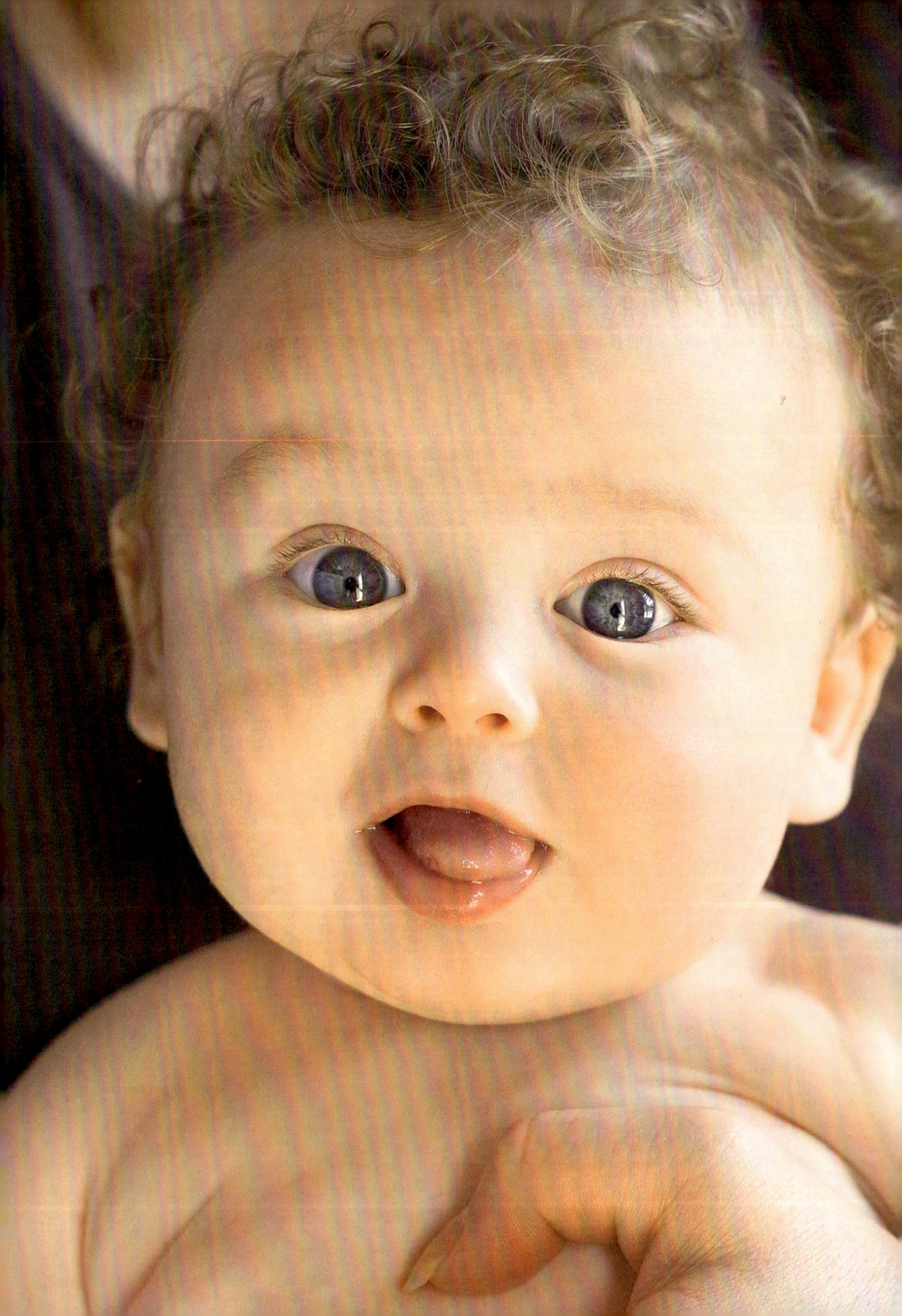

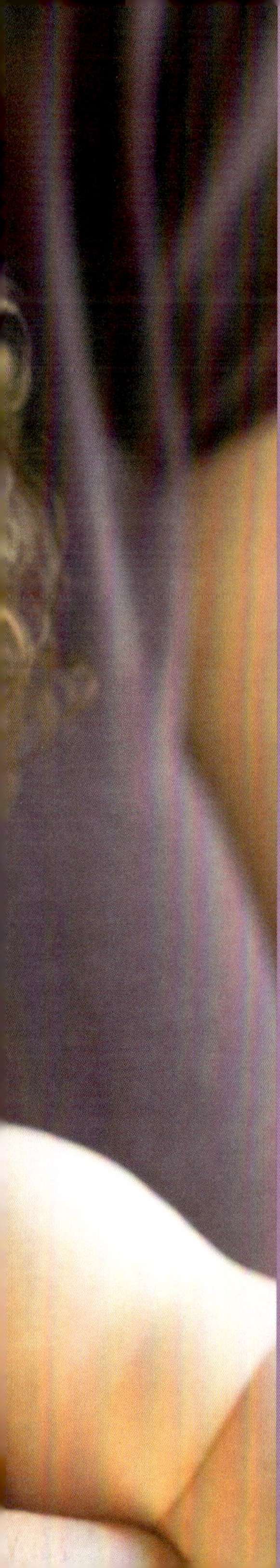

Natürliche Bewegung unterstützen

Babys wollen von Anfang an aktiv sein. Wenn wir sie nicht einfach bewegen, sondern ihnen helfen, selbst aktiv zu werden, sind sie entspannter, gelöster, ruhiger und zufriedener.

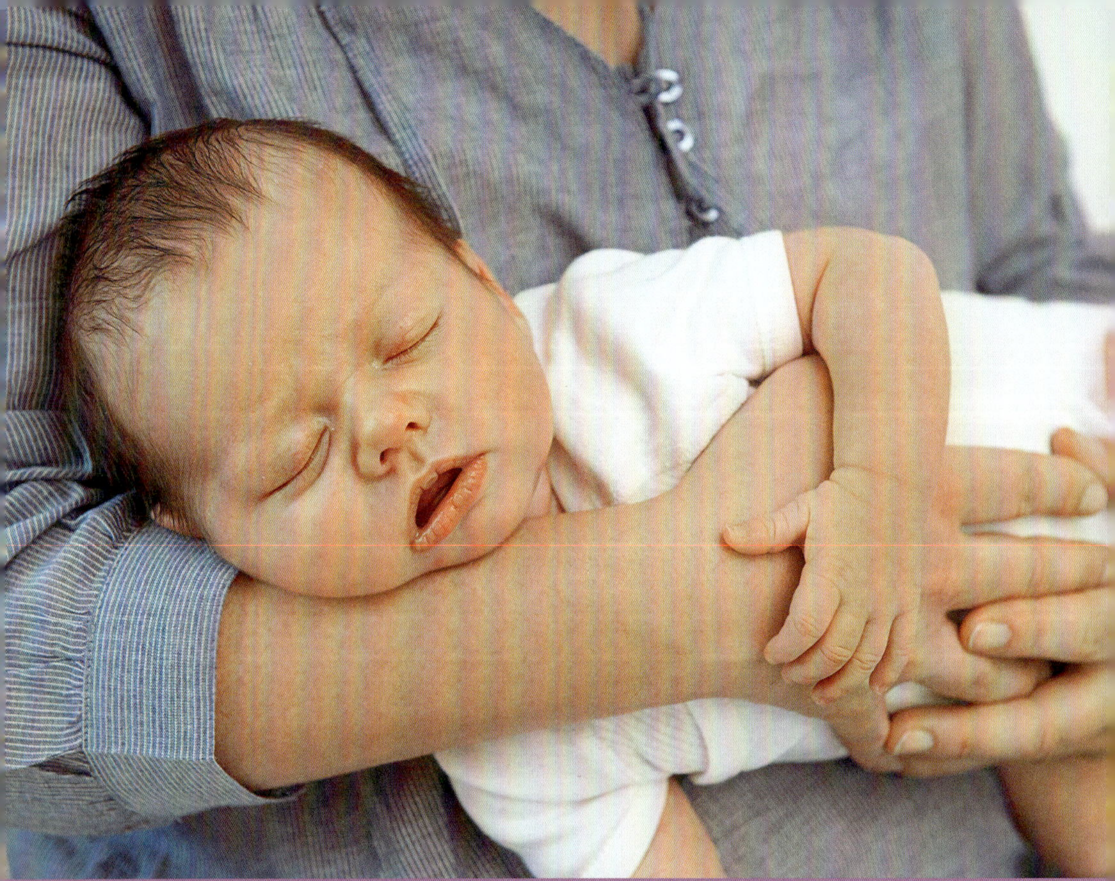

Hilf mir, mich selbst zu bewegen

Wir Erwachsenen bewegen die Kleinen häufig so, wie wir es selbst tun. Das ist nicht immer gut für ein Kind.

Beobachten wir unser Baby zum Beispiel in Rücken- oder Bauchlage: Es sucht zunächst einen Platz, an dem es seine Körperspannung, die Muskelspannung so regulieren kann, dass es ihm möglich wird, zur Ruhe zu kommen. Das ist die Voraussetzung dafür, dass es etwas anderes aufnehmen oder tun kann.

Das Baby möchte mitmachen

Sehen Sie sich einmal aufmerksam selbst dabei zu, wie Sie bei ganz alltäglichen Tätigkeiten mit Ihrem Kind umgehen – etwa, wenn Sie es heben, ins Bettchen legen oder wickeln.

Heben oder bewegen?

Nehmen wir ein Kind aus seinem Bettchen oder aus dem Autositz, so fassen wir es häufig seitlich am Brustkorb unter den Achselhöhlen und heben es hoch.

Dabei erfährt das Kind eine Bewegung, die es auch später selbst nie ausführen kann. In der Schwerkraft ist diese Haltung auf den Körper bezogen verwirrend: Einerseits hängen Becken und Beine des Kindes ungestützt nach unten, gleichzeitig ziehen die Hände des Betreuenden Kopf und Brustkorb nach oben. Darauf kann das Kind nur mit erhöhter Spannung reagieren. Es zieht nicht nur sichtbar die Beine an, sondern reagiert mit seinem gesamten Muskelspannungsnetz. Das ist zwar eine Fähigkeit der Anpassung, hilft dem Kind aber nicht zu verstehen, wie es sich gut in der Schwerkraft organisieren kann.

Wir sprechen von selbstkontrollierten Bewegungen, wenn ein Kind sich so bewegen kann, wie es das selbst tun würde, wenn es das bereits könnte. Wenn wir es auf den Arm nehmen oder zu einem Partner geben oder in den Kinderwagen legen, achten wir darauf, dass wir der Anatomie des Kindes folgen und es so bewegen, dass es immer in Kontakt mit der Unterstützungsfläche ist und zuletzt mit den Füßchen den Untergrund verlässt (Bilder 1, 2, 3). Dabei eignen sich Brustkorb und Becken des

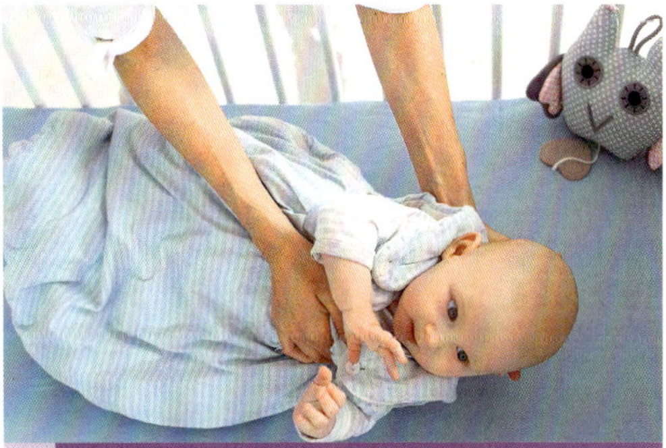

1

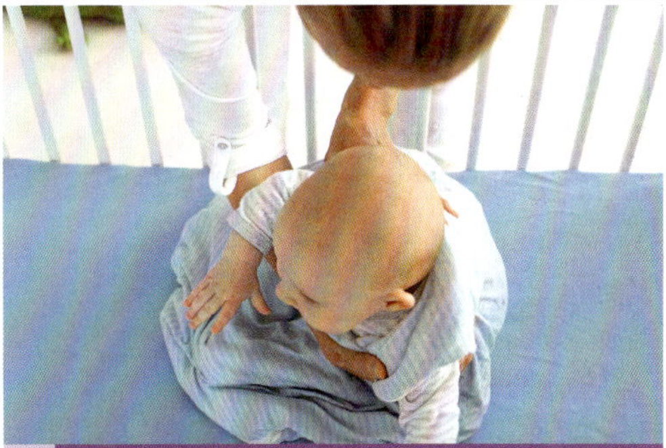

2

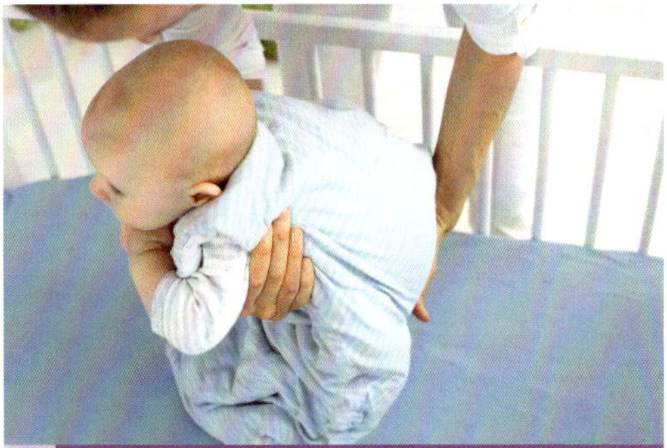

3

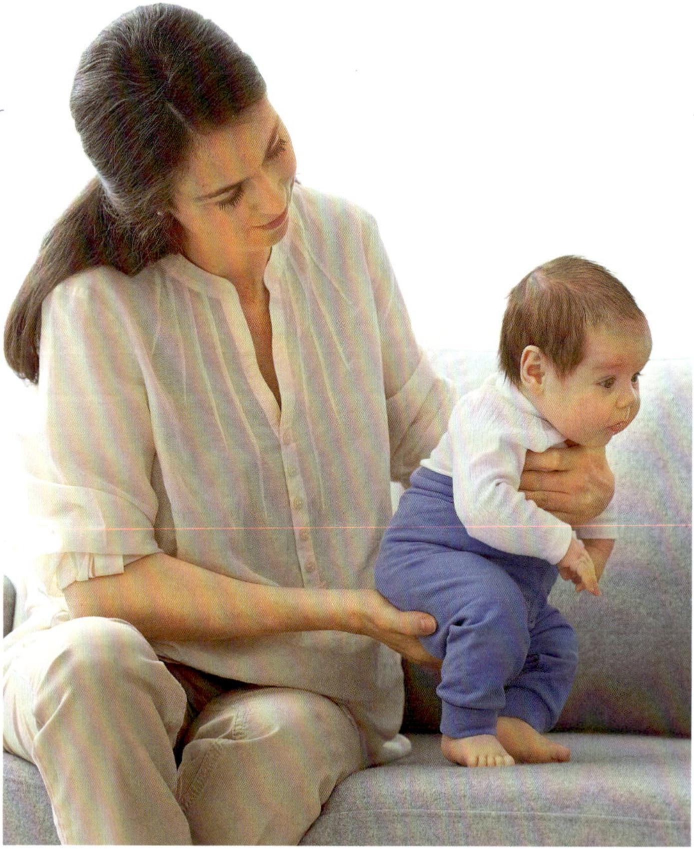

Eine Möglichkeit, ein schreiendes Kind mit hoher Muskelspannung zu beruhigen: Eine Hand stützt den Brustkorb, die andere bringt das Becken in kleine tanzende, entspannende Bewegungen.

Kindes perfekt für unseren Kontakt mit dem Kind. Das Kind bekommt in der Aktion eine Unterstützung, sodass nicht wir Erwachsenen allein mit ihm etwas tun, sondern dass es ihm ermöglicht wird, sich aus sich heraus zu bewegen. Es kann seine Spannung selbst regulieren, vielleicht kann es die Aktion sogar beeinflussen. Es entsteht ein Prozess von Führen und Folgen.

ENTSPANNT SIND WIR SENSIBLER

Wissenschaftliche Versuche haben bewiesen, dass wir Reize besser aufnehmen, wenn der Körper in einem entspannten Zustand ist. Haben wir bereits eine hohe Spannung (durch Anstrengung, Zeitdruck, Leistungsdruck, Aufregung), sind wir weniger sensibel für die Informationen von außen. Es dauert länger, bis wir Signale aufnehmen, verstehen und darauf reagieren können.

Was kann Weinen bedeuten?

Manchmal reagieren Kinder insbesondere auf ein Zuviel an Reizen mit Weinen. Darin lassen sie sich dann nur schwer beruhigen. Die Spannung steigt bei Kind und Betreuungsperson. Wahrscheinlich sind Faktoren zusammengetroffen, die die Kleinen nicht mehr anders regulieren können als mit Weinen. Vielfältig sind die Ursachen, die wir auf den ersten Blick nicht immer verstehen. Oft sind es einfache Gründe wie Überwärmung durch zu warme Kleidung, andere häufige Gründe finden Sie auf den folgenden Seiten. Schreien ist ein gesundes Signal dafür, dass etwas nicht richtig ist.

Wie reagieren auf Weinen und Schreien?

Nehmen wir das Kind zu uns und sprechen ruhig mit ihm, so kann das bereits ausgleichend wirken. Wenn wir uns nicht ebenfalls anspannen, wenn wir uns nicht aufregen, nimmt es die ruhigen Signale wahr und spürt: »Es ist alles in Ordnung.« Es kann aber auch sein, dass sich ein Kind schon so in Rage geschrien hat, dass ein einfaches Aufnehmen nicht reicht. Wahrscheinlich verwirren die vielen Informationen so sehr, dass das Baby sich nicht mehr ausreichend spürt. Man kann wirklich sagen: »Das Kind ist außer sich.« Nehmen Sie Ihr Kind zärtlich zu sich, summen Sie, flüstern Sie ihm etwas zu und versuchen Sie es mit gemeinsamen tanzenden Bewegungen.

Lässt Ihr Kind sich dort nicht beruhigen, bieten Sie ihm eine eigene Bewegung an: Wahrscheinlich hat Ihr Kind gerade eine ziemlich hohe Muskelspannung. Wie Sie es bereits beim Aufnehmen erfahren haben, ist eine Hand am Brustkorb und eine am Becken Ihres Kindes. Die Füße Ihres Kindes haben am besten Kontakt zu Ihrem Bein oder einer anderen Fläche. Es ist relativ aufrecht in seiner Haltung.

Nun beginnen Sie sich an die Spannung des Kindes anzupassen und bringen kleine tanzende Bewegungen in sein Becken (Bild links). Dieses bewegt sich damit unabhängig vom Brustkorb. Sie merken jetzt schon, dass Ihr Kind »weicher«, beweglicher wird und ein kleines bisschen nachgibt.

TIPP

Oft ist es hilfreich, den Ort zu wechseln, wenn sich Ihr Kind nicht beruhigen lässt. Nehmen Sie Ihr Kind auf den Arm und wechseln Sie in ein ruhiges Zimmer oder gehen Sie in den Garten mit ihm.

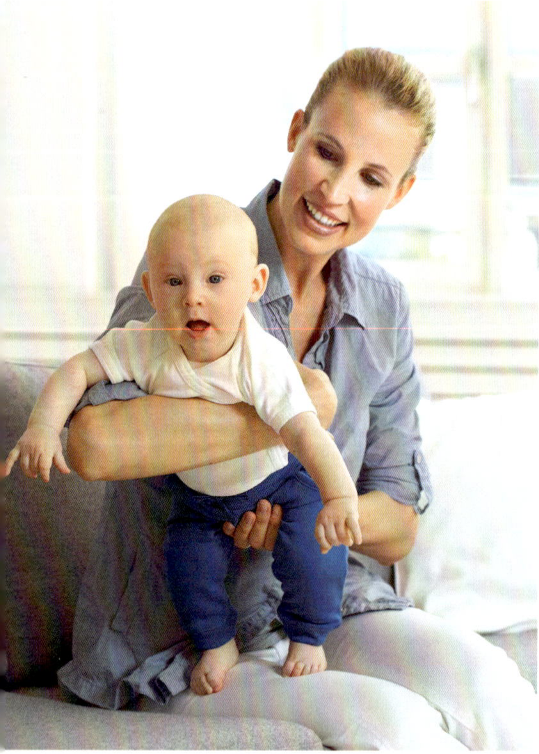

Aufrecht und gut gehalten beruhigt sich manches Baby schneller.

Überstrecken als Ursache für Weinen

Das Steifmachen oder Überstrecken und anschließendes Weinen können unterschiedliche Ursachen haben.

- Bei Kindern ohne Auffälligkeiten passiert es häufig, dass sie sich steif machen und überstrecken, wenn man sie aus der Rückenlage hochnimmt, ohne sie vorher auf die Seite gedreht zu haben.
- Vor allem aber sind es Kinder mit einer auffälligen Entwicklung, die sich oft überstrecken, zum Beispiel Kinder mit einer Verschiebung in den oberen Kopfgelenken (KISS-Kinder). Das Kind hat schlichtweg Schmerzen im Hals-Nacken-Bereich. Es ist kaum möglich, das Kind auf den Bauch zu legen. Hier hilft sehr wirkungsvoll die Osteopathie.
- Auch Frühgeborene überstrecken sich oft. Stundenlang liegen sie im Inkubator oder im Wärmebettchen auf dem Rücken. Bedingt durch die Schwerkraft richten sich die Muskeln zur Unterlage aus, in die Richtung, aus der der Druck kommt. Ihre Muskeln sind bei der Geburt noch nicht vollständig ausgereift. Kinder, die zeitgemäß geboren werden, haben in den letzten Wochen den Druck der Gebärmutter, die dreidimensional auf die Ausbildung der Muskulatur wirkt. Ein Kind, das zu früh auf die Welt kommt, erhält dagegen nur den Druck von unten, von der Unterlage. Dementsprechend erhöht sich die Spannung der Muskeln im Rückenbereich. Das Kind hat keine Muskelbalance zwischen den rückwärtigen und vorderen Muskelgruppen. In den späteren Monaten reagiert das Kind dann häufig mit einer erhöhten Körperspannung im Rückenbereich. Das Tragen von Frühchen im Tuch fördert den dreidimensionalen Druck und bietet einen Ausgleich zu dem entbehrten Druck der Gebärmutter.

Überstreckte Kinder schreien oft und sind mit sich und der Welt nicht im Gleichgewicht. Die Rückenmuskulatur, die Rückenstrecker, weisen eine erhöhte Muskelspannung auf. Die vordere und hintere Rumpfmuskulatur sind nicht ausbalanciert. Die Bauchmuskulatur kommt unter Zug und kann über den Magen-Darm-Trakt auch Bauchschmerzen auslösen.
Durch die Überstreckung auch in der Rückenlage ist kaum Blickkontakt mit dem Kind möglich. Da das Kind noch nicht realisieren kann, dass seine Bezugsperson trotzdem direkt vor ihm steht, hat es das Gefühl, dass es ganz alleine auf dieser Welt ist. Es fängt bitterlich an zu weinen.
Eine Überstreckung des Körpers erschwert die normale Entwicklung. Die fehlende Muskelbalance lässt eine stabile Rücken- wie Bauchlage nicht zu. Das Kind ist ständig bemüht, seine Haltung zu bewahren. Dies erhöht die allgemeine Muskelspannung immer mehr und bringt das Kind aus seinem physischen und emotionalen Gleichgewicht. Das Kind schreit über Stunden, lässt sich sehr schwer beruhigen und entwickelt sich insgesamt zögerlich.

KÄNGURUHEN

Gerade bei Frühchen ist das Känguruhen so wichtig, das auch in den Kliniken heute betrieben wird: Die Winzlinge dürfen in Bauchlage auf dem nackten Oberkörper der Mutter oder des Vaters liegen und können dabei wunderbar entspannen.

Was tun, wenn sich mein Kind überstreckt und weint?

Auch hier nimmt man das Kind am besten auf, wie auf Seite 37 beschrieben. In dem Zusammenspiel von Spannung und Entspannung lernt es, sich zu steuern, und beginnt sich wieder mehr zu

GETRAGENE KINDER WEINEN SELTENER

Beim Tragen im Tragetuch, die individuellste Verbindung zum Kind, oder in einer Tragehilfe findet die unmittelbarste Regulation zwischen Ihnen und Ihrem Kind statt. Ein Kind im Tragetuch muss viel seltener weinen, um sich zu regulieren und Ihnen mitzuteilen, dass etwas nicht stimmt, dass es sich nicht wohlfühlt. Der Austausch von Bewegung, das Führen und Folgen in der Bewegung macht sie miteinander immer vertrauter und fähiger, sich gegenseitig anzupassen. Hier kann das Kind aus der Sicherheit der Verbindung die Welt erobern.

spüren. Es erfährt sich in der Bewegung und findet allmählich zu sich zurück – es ist wieder mit sich in Verbindung. Bleiben Sie bei dieser Aktivität, bis Sie das Gefühl haben, Ihr Kind ist wieder zur Ruhe gekommen.

TIPP

Wird Ihr Kind größer und lässt sich das Gewicht seines Brustkorbs nicht mehr auf einer Hand halten, bieten Sie ihm einfach Ihren Arm an, damit es hier das Gewicht vom Brustkorb abgeben kann – alles andere bleibt: Die andere Hand unterstützt das Becken des Kindes (siehe Bild Seite 40).

Zu frühes Hinsetzen als Ursache für Weinen

Erst wenn ein Kind von sich selbst ins Sitzen oder Stehen kommt, ist es auch für diesen Bewegungsschritt bereit. Das Gehirn hat sich so weit entwickelt, dass diese Meilensteine von alleine kommen.

Sitzen vor der Zeit

Wird ein Baby passiv in Position gebracht, setzt man das Kind also vor der Zeit einfach aufs Sofa, bringt das dem Kind nur Frust, Entwicklungsstau und für die Zukunft Haltungsschäden am ganzen Körper. Entwicklungsschritte brauchen ihre eigene Zeit. Ein Kind findet den Weg in die Aufrichtung aus der Bauchlage. Wenn es seine ausgestreckte Hand nach oben richtet, um dort ein Spielzeug zu erreichen, entdeckt es den Raum über sich. Ist die Zeit gekommen, stützt sich das Kind von unten nach oben. Es erfährt dadurch die Höhe vom Boden zum Sitzen.

Wird ein Kind hingesetzt, so hat es nie den Raum erfahren, wie weit es nach unten auf den Boden zurück ist. Die Hände werden nicht zum Stützen eingesetzt, um sich abzustützen, um sich gegen ein drohendes Umfallen zu schützen. Es findet den Weg zum Boden nicht zurück, da es die Höhe nicht einschätzen kann.

Da die Zeit zum Sitzen noch nicht gekommen ist, ist der Rücken noch nicht aufgerichtet, er ist gerundet, er sackt in sich zusammen. Die Schulterblätter kommen nicht in ihre funktionelle Position, sie rutschen von der Wirbelsäule weg. Die Hände können dadurch nicht altersgemäß greifen, das Kind ist damit beschäftigt, seine Haltung nicht zu verlieren. Häufig wird das Tragen im Tuch mit dem passiven Hingesetztwerden verglichen. Dies ist ein gro-

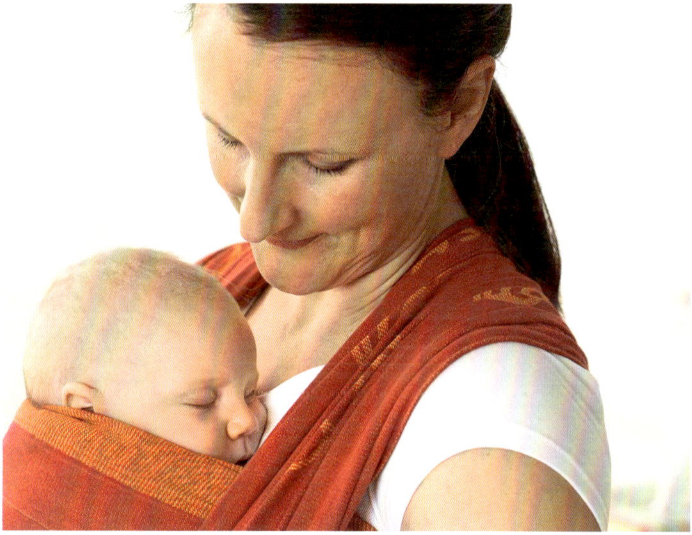

Im Tragetuch ist das Kind gehalten, hier darf es aufgerichtet werden. Das Tuch gibt dem Kind Geborgenheit.

ßer Irrtum. Das eine hat mit dem anderen nichts zu tun. Tragen ist ein aktiver Prozess für Mutter und Kind. Alle Sinne werden durch das Tragen angesprochen. Das Kind spürt und riecht die Mutter, es ist in der Balance mit ihr. Durch die Tiefensensibilität, Druck und Zug auf den Gelenken bekommt das Kind ein Körperbild von sich selbst. Der koordinierte Bewegungsablauf, der Rhythmus der Bewegung der Mutter überträgt sich auf das Kind und gibt ihm neue Bewegungsreize und Impulse für die eigene Bewegungsentwicklung. Seine Muskeln werden gestärkt, Herz und Kreislauf aktiviert. Tragen ist mehr als Hingesetztwerden. Getragen werden ist nicht sitzen.

»Popobodenrutscher«

Oft geht die weitere Fortbewegungsentwicklung in einer symmetrischen Art auf dem Gesäß weiter. Das Kind hat sich zum »Popobodenrutscher« entwickelt. Diese Fortbewegung ist nicht physiologisch. Das Kind überspringt den wichtigen Meilenstein des Krabbelns (siehe Seite 29) und ist weder ausgeglichen, noch geht die Entwicklung dadurch schneller. Kinder, die sich auf dem

Gesäß rutschend fortbewegen, benötigen meist eine längere Zeit für ihre weitere Entwicklung als jene Kinder, die sich selbst in die Aufrichtung entwickeln durften.

Das Krabbeln ist deshalb so wichtig, da es ein sicheres Zeichen dafür ist, dass die frühkindlichen Reflexe abgebaut sind. Überkreuz verlaufen die Bewegungen beim Krabbeln und aktivieren das Zusammenspiel von Augen, Händen und Beinen. Der Hand-Augen-Abstand spielt später in der Schule eine wichtige Rolle beim Schreiben. Es ist der gleiche Abstand wie zuvor beim Krabbeln. Ist das Kind in seiner Muskelbalance, so wird das Krabbeln kein Problem sein.

MEIN KIND KRABBELT NICHT

Verzweifeln Sie nicht, wenn Ihr Kind weder robben noch krabbeln will: Es gibt bedeutende Forscher, die auch bei Kindern, die diese wichtigen Phasen übersprungen haben, keine späteren motorischen Schäden feststellen konnten.

Zu früh auf die Füße gestellt

Ist einmal ein zu ehrgeiziger Schritt gemacht, ist der nächste Fehlschritt oft nicht weit. Das Kind wird auf die Füße gestellt. Die Füße sind zu diesem Schritt noch nicht bereit, das kann man an den eingekrallten Zehen sehen. Selbstständig lernt das Kind im Seitengang gehen, so trainiert es seine Füße und richtet die Fußwurzelknochen auf. Ein zu frühes Vorwärtsgehen kann zu einer Verformung der Füße führen. Zieht man ein Kind an den Armen hoch, wird es auf diese Weise nicht laufen lernen. Es ist im Gegenteil damit beschäftigt, auf den unnatürlichen Zug an den Armen zu reagieren, indem es sich über viel Spannung reguliert. Das Gewicht muss aber, damit das Kind laufen kann, auf den Untergrund abgegeben werden.

Weinen, weil das Bäuchlein schmerzt

Noch immer gehen viele Eltern und auch Ärzte davon aus, dass sogenannte Koliken in den ersten drei Monaten Ursachen für Bauchschmerzen sind. Dass sich diese auf etwa drei Monate begrenzen, ist aber vor allem damit zu erklären, dass die Kleinen innerhalb dieser Zeit gelernt haben, ihre Spannung mehr und mehr an die veränderte Situation in der Schwerkraft anzupassen, sich zu entspannen. Je besser wir sie in ihrer natürlichen Bewegung unterstützen, desto besser können sie auch ihre Verdauung regulieren.

WARUM BABYS WEINEN – ZUSAMMENFASSUNG

Elisabeth Kurth, Still- und Laktationsberaterin aus Dresden und Fachfrau für »Emotionelle Erste Hilfe in Krisen nach der Geburt«, Beratung und Entwicklungsbegleitung für Eltern und Babys, unterscheidet vier große Bereiche:

- gesundheitlich-körperliche Ebene des Kindes
- Beziehungsebene Eltern – Kind
- psychisch-soziale Ebene der Eltern
- psychische Ebene des Kindes

Ist das Baby krank, hat es Schmerzen? Kinderarzt, Hebamme oder andere Therapeuten sind gefragt, um abzuklären, was dem Kind fehlen könnte: Hat es vielleicht eine Muskelblockade nach der Geburt (ein sogenanntes KISS), was zu großen Schmerzen und langen Schreiphasen führen kann, oder hat es vielleicht noch Kopfschmerzen nach der Geburt? Aber auch ein unreifes Verdauungssystem oder Nahrungsmittelempfindlichkeiten können seltene Gründe sein.

Was ist unser Konzept, wie gehen wir als Eltern mit dem Kind um? Babys brauchen als Traglinge verlässliche Nähe und viel Körperkontakt. Sie wünschen die prompte Stillung ihrer Bedürfnisse, weil dies Teil des von der Natur mitgegebenen Überlebensprogramms ist. Ohne elterliche Fürsorge können sie nicht überleben. Wenn die Eltern nicht sichtbar sind, löst das ein Rufen nach der Kontaktperson aus: Kontaktweinen. Sobald das Bedürfnis nach Nähe und Zuwendung erfüllt ist, sind die Kinder ruhig und entspannt. Muttermilch ist leicht verdaulich. Wenn Mütter den Rat befolgen, nur alle zwei bis drei Stunden zu stillen oder noch weniger oft, kann das dazu führen, dass ein Baby aus Hunger weint. Stillen nach Bedarf und die Begleitung durch eine Stillberaterin können Wunder wirken.

Wie geht es uns als Eltern? Manchmal spiegeln Babys eine elterliche Überlastungs- oder Belastungssituation wider. Die Anstrengungen der Geburt, die Umstellung von der reinen Paar- auf die Elternbeziehung, zu wenig liebevolle Fürsorge und Bemutterung für die Mutter können zu Stress führen. Hier braucht es praktische Hilfe und Fürsorge von außen. Sorgen Sie für sich und bitten Sie um Hilfe. Stillberaterinnen haben hier oft viele gute Ideen und Adressen.

Wie geht es unserem Kind? Selbst wenn wir unserem Baby all unsere Liebe und Körperkontakt geben, es nach Bedarf stillen und das Baby gesund ist, weint es manchmal. Das Baby erzählt uns Erlebnisse, die es noch belasten. Inzwischen weiß man, dass das Kind die Geburt bewusst miterlebt und dieses Erlebnis in seltenen Fällen ein Trauma auslösen kann. Das Baby erinnert sich an die Schmerzen und Anstrengungen der Geburt und möchte darüber reden. Manchmal war ein Tag zu anstrengend, und das Baby ist übervoll mit Informationen und Reizen. Schreien hilft ihm hier, die aufgestauten Spannungen abzubauen. Ein Entspannungsprogramm mit einem warmen Bad, Ruhe, Massage hilft, die Mitte wiederzufinden.

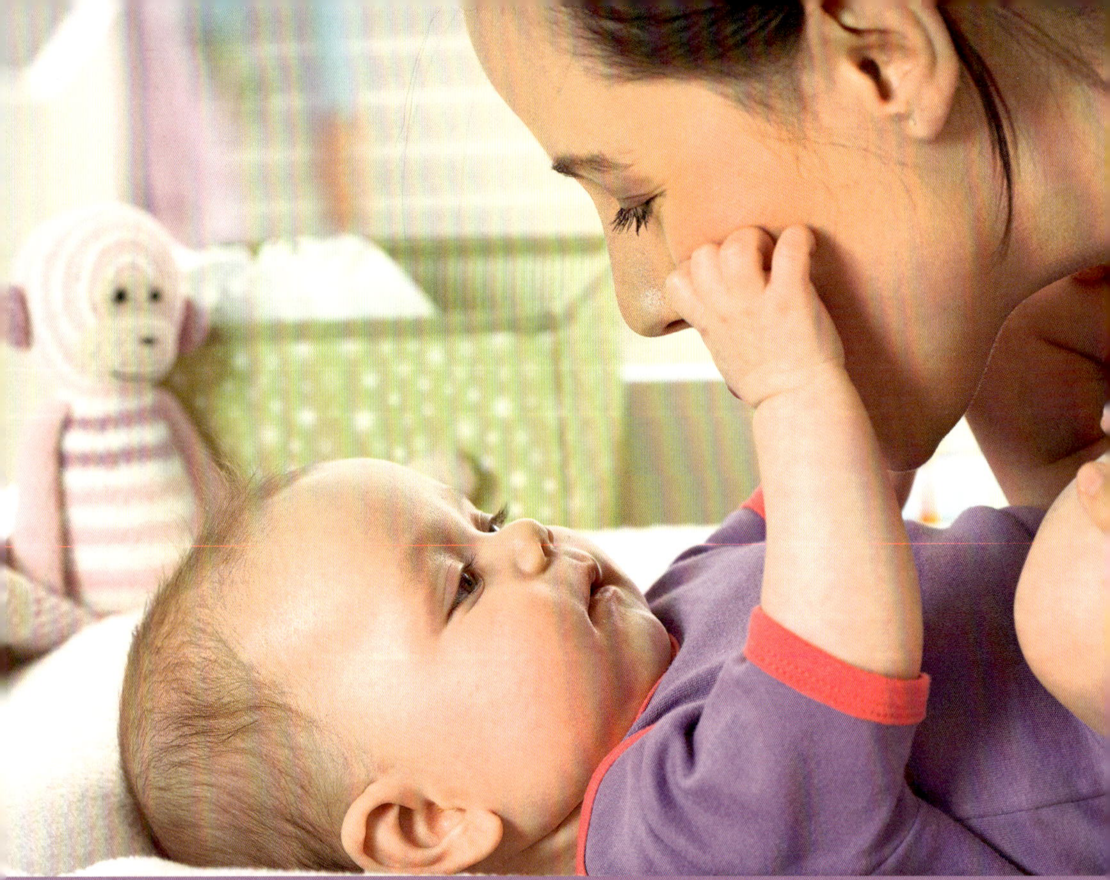

Das Baby achtsam hinlegen, wickeln, tragen

In jeder Kultur spielt der Körperkontakt eine andere Rolle. In vielen Regionen der Erde macht die Lebensführung es notwendig, das Kind fast ständig bei sich zu tragen; meist tragen die Frauen ihre Kinder auf dem Rücken oder seitlich auf der Hüfte. In manchen Kulturen findet das Leben überwiegend auf dem Boden statt. Hier sind die Kleinen durch die körperliche Nähe ständig in enger Verbindung mit den Eltern.

In unserer westlichen Kultur haben wir eigene Bettchen, eigene Zimmer für die Kleinen, wir entwickeln Hilfsmittel wie Autokindersitze, die nicht nur zum Schutz beim Autofahren genutzt werden. Es gibt Wippen, Badewanneneinsätze und vieles mehr. Diese Entwicklungen sind gut gemeint, erfordern vom Kind aber eine hohe Anpassungsleistung. Warum das so ist, beschreiben wir in diesem Kapitel. Gleichzeitig zeigen wir Ihnen, wie Sie mithilfe von Kinaesthetics Ihr Baby so unterstützen, dass es ruhiger und zufriedener wird.

NÄHE UND ACHTSAMKEIT
Am wichtigsten sind für Ihr Kind in seinen ersten Lebenswochen und -monaten Nähe und Körperkontakt zu den Eltern – und nicht ein opulent und teuer ausgestattetes Babyzimmer.

Was Bewegung möglich macht

Kinaesthetics betrachtet die anatomischen Strukturen des menschlichen Körpers aus drei Blickrichtungen: Knochen und Muskeln, Massen und Zwischenräume, Orientierung.
Wenn man diese Strukturen, ihre Eigenschaften und Aufgaben näher betrachtet, stellt man zum Beispiel fest, wie sich Proportionen und Gewichtsverteilung beim kleinen und beim erwachsenen Menschen unterscheiden. Wir werden sehen, mit welchen einfachen Mitteln wir unsere Kinder beim Schlafen oder Wickeln optimal unterstützen.

Knochen und Muskeln

Der kindliche Körper hat genauso viele Knochen und Muskeln, Bänder und Sehnen wie der eines Erwachsenen. Dennoch gibt es Unterschiede, die bereits von außen auffallen. Es geht um die Proportion, Größe, Gewicht, Gewichtsverteilung und die Fähigkeit, sich kontrolliert zu bewegen.

Unterstützung in Rückenlage

Wir spüren, wo unsere Knochen sind, wenn wir überprüfen, wo wir überall Gewicht abgeben – zum Beispiel, wenn wir auf dem Boden in Rückenlage liegen. Als Erwachsene spüren wir die knöchernen Strukturen am Hinterkopf, am Rücken, am Becken und zu einem geringeren Teil an den Beinen und den Armen. Wir können unser Gewicht auf den Boden abgeben und uns entspannen.

Verändern wir die Position in eine babyähnliche, indem wir die Beine hochziehen und die Arme kurz machen, also beugen, dann nehmen wir unseren Körper ganz anders wahr. Nun stellen wir uns vor, dass der Kopf so groß ist wie der Brustkorb. Wir merken, dass die Muskelspannung steigt, der Atem flacher und das Verdauungssystem zusammengedrückt wird. Das Gewicht verlagert sich im Körper nach oben Richtung Kopf, die Spannung steigt weiter, und die Wahrnehmung für die einzelnen Körperteile geht zurück. Viel Gewicht wird am Brustkorb abgegeben. Versuchen wir, in Bewegung zu kommen, so laufen wir Gefahr, wie ein Baumstamm einfach zur Seite zu fallen. Wir erfahren also, dass wir die Muskeln nicht mehr differenziert benutzen können, wenn sie gleichzeitig damit beschäftigt sind, das Gewicht in der Schwerkraft zu halten. Babys haben keine Möglichkeit, ihren Körper in Rückenlage anders zu organisieren. Die Proportionen sind anders: der Kopf so

Ein Erwachsener kann in Rückenlage an vielen Punkten sein Gewicht an die Unterlage abgeben, ein Baby hat ohne Unterstützung nur wenige Auflagepunkte.

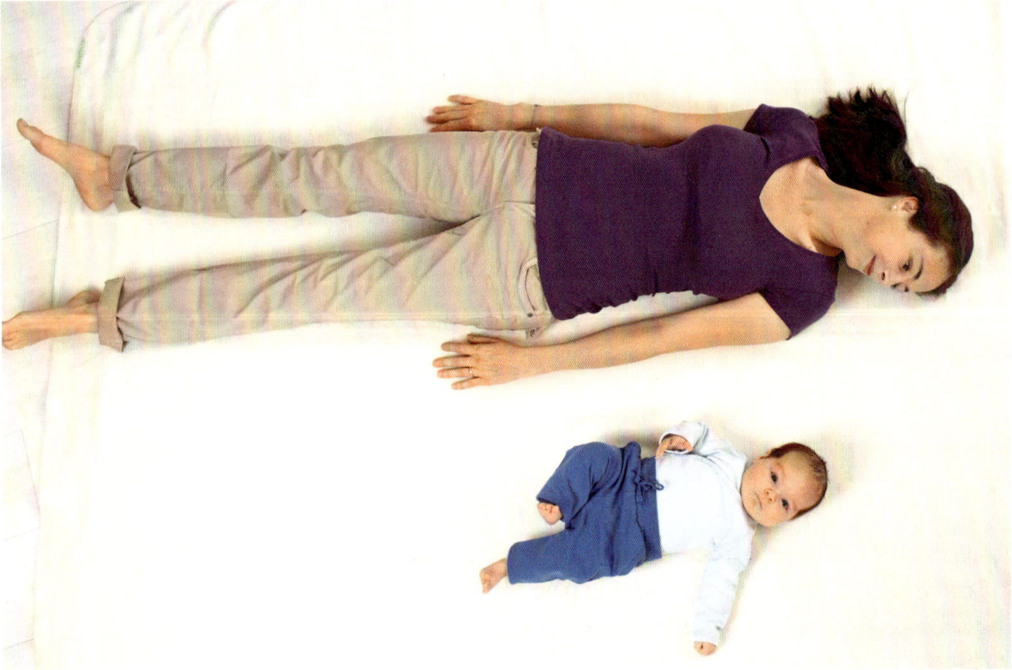

TIPP: Beim Tragen Füßchen ins Tuch

Bei wachen Kindern macht es manchmal Sinn, die Füßchen so in das Tuch einzubinden, dass die Kleinen über die knöchernen Strukturen Druck nach unten aufbauen können und damit über das eigene Muskelspannungsnetz eine Bewegung in den ganzen Körper bringen. Sind die Arme oder zumindest die Hände vor dem Körper im Kontakt mit der Trageperson, kann es auch hier drücken und ziehen und so seine Bewegung differenziert erfahren.

TIPP

Lassen Sie sich von einer Trageberaterin zeigen, wie Sie die Füßchen Ihres Kindes ins Tuch einbinden können, sodass es für Ihr Baby angenehm ist.

groß wie der Brustkorb, das Becken fast halb so groß wie der Kopf, die Arme so kurz, dass sie die Mittelachse des Körpers nicht kreuzen können, und Arme und Beine so geformt, dass sie das Gewicht nur punktuell an die Unterstützungsfläche abgeben können. Das bedeutet, dass sie nur damit beschäftigt sind, ihren kleinen Körper in der Schwerkraft auszubalancieren. Das macht es schwierig, gleichzeitig zu entspannen und in den Schlaf zu finden, frei zu atmen, Stuhl oder Luft abzusetzen oder Kontakt mit der Mutter oder dem Vater aufzunehmen. Die Kinder müssen erst einmal lernen, die Position einzuhalten, indem sie unterstützt werden bei ihrem Bemühen, das Gewicht über die Knochen abzugeben:

- Eine einfache Möglichkeit bietet in der Rückenlage ein kleines Kissen unter den Beinen, das sich dem Kind anpasst und ihm ermöglicht, die Beinchen abzulegen.
- Idealerweise aber lernt das Baby sich in der Bewegung mit einem Erwachsenen kennen. Insbesondere in Verbindung über das Tragen spürt es, wie es Gewicht am Becken und über den Rücken abgeben kann.

Massen und Zwischenräume

Kinaesthetics beschreibt zwei grundsätzliche Unterteilungen durch Massen und Zwischenräume: Man unterscheidet sieben Massen (Kopf , Brustkorb, Becken, je zwei Arme und Beine) und sechs Zwischenräume (Hals, Taille, je zwei Schulter- und Hüftge-

lenke). Die Massen mit ihren eher knöchernen Strukturen geben das Gewicht ab, die Zwischenräume bewegen das Gewicht. Das bedeutet in Verbindung mit dem Wissen um Knochen und Muskeln, dass eine Bewegung des Kindes nur so fließend oder leicht oder differenziert sein kann, wie die Zwischenräume frei sind für Bewegung und die Massen Gewicht abgeben können.
Bei gezielter Unterstützung kann Ihr Kind leichter Luft und Stuhl absetzen oder aufstoßen. Es bekommt dann klare Informationen, dass es Brustkorb und Becken unabhängig voneinander für Bewegung einsetzen kann.

Ein Kind schlafend ins Bett legen, ohne dass es aufwacht

Ihr Kind ist endlich auf Ihrem Arm eingeschlafen. Vorsichtig versuchen Sie, es in sein Bettchen zu legen. In dem Moment, in dem es abgelegt wird, wacht es auf, und alles wiederholt sich – das kennen Sie sicher.
Der Grund dafür ist oft, wie das Kind abgelegt wird: Legen wir es als »Ganzes« ins Bett, wie wenn wir ein Paket ablegen, berücksichtigen wir nicht, dass das Kind auch zwei Beine, einen Po, den

1

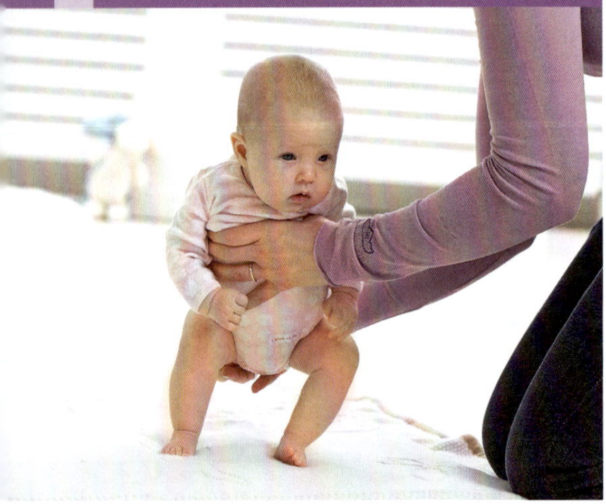

2

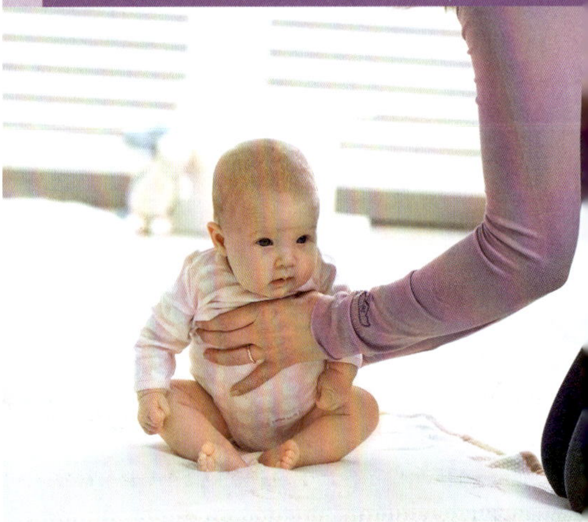

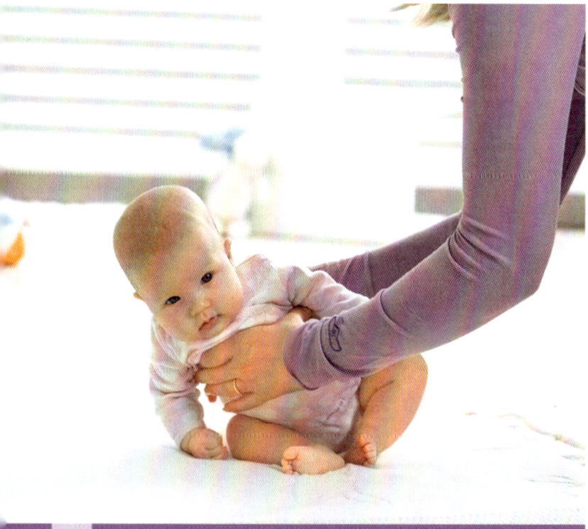

3

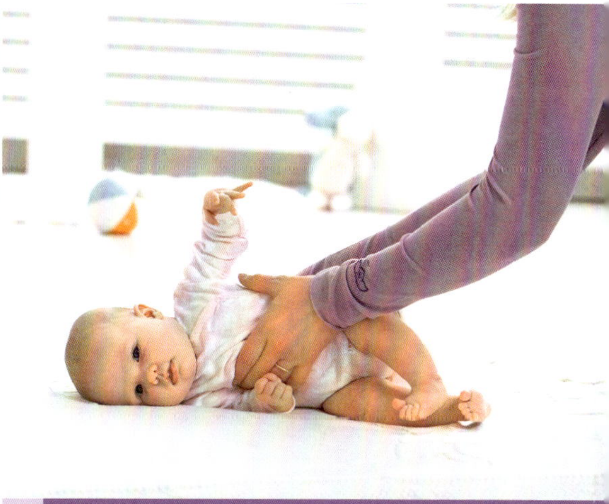

4

Brustkorb, zwei Arme und den Kopf unabhängig voneinander bewegen kann. Versuchen Sie, Ihr Kind so hinzulegen, wie Sie selbst sich hinlegen würden: Unterstützen Sie es an Brustkorb und Becken, sodass es leicht nach vorn gebeugt ist. Zuerst geben Sie sein Gewicht auf die Füße und Beine 1, dann »setzen« Sie Ihr Kind hin 2 – so kann es sein Gewicht über den Po abgeben –, danach seitlich über den Brustkorb 3, und zuletzt folgt der Kopf 4. Wenn Sie diese Bewegung noch über die Seite einleiten, so wie Sie selbst leichter über die Seite ins Sitzen und ins Liegen kommen, wird Ihr Kind die Bewegung »verstehen«, da es in sich orientiert bleibt und sich nicht plötzlich einer neuen Umgebung anpassen muss. Wenn es keinen anderen Grund für seine Unruhe gibt, wird es vermutlich ungestört weiterschlafen. Auch für das Ablegen in wachem Zustand empfiehlt sich diese Vorgehensweise. Der gleiche Weg zurück unterstützt Ihr Kind, wenn Sie es aufnehmen wollen, ohne es zu erschrecken oder zu irritieren.

TIPP

Geben Sie Ihrem Kind genügend Zeit, auf Ihrem Arm in den Tiefschlaf zu finden. Das kann gut und gern eine halbe Stunde dauern. Danach wird es nicht so schnell wieder aufwachen, und Sie müssen nicht immer wieder die »Beruhigungsschleife drehen«.

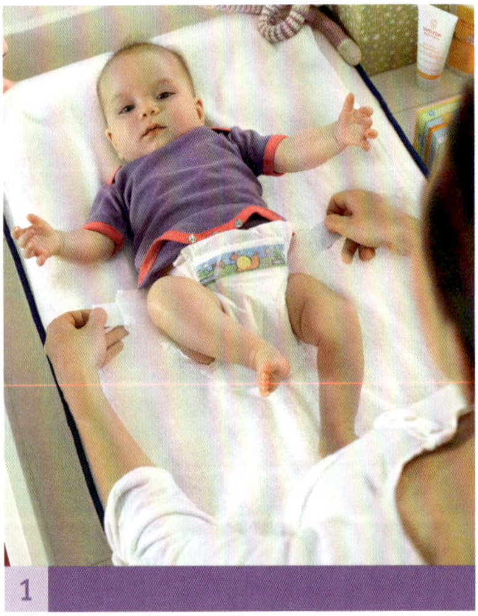

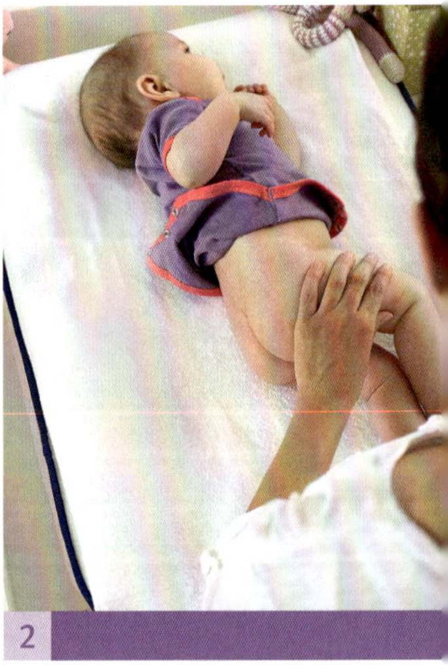

TIPP

Wenn ein Kind beim seitlichen Wickeln sein Gewicht an die Unterstützungsfläche abgeben kann und seine eigenen Muskeln arbeiten, wird zum Beispiel auch die Verdauung unterstützt. In Seitenlage gewickelte Babys haben deshalb seltener Verdauungsprobleme.

So kann das Kind beim Wickeln mitmachen

Je klarer das Gewicht des Kindes in der Schwerkraft von oben nach unten, also vom Kopf Richtung Becken und Beine geleitet wird, desto mehr kann das Kind Teil der Aktivität werden.

Auch beim Wickeln können Sie Ihr Kind so unterstützen, dass es sein Gewicht in der Bewegung kontrolliert an die Unterstützungsfläche abgeben kann. Drehbewegungen machen es möglich, dass es »verstehen« und beteiligt sein kann. Es ist orientiert, da diese Art der Bewegung seiner eigenen Körperstruktur entspricht und es den Bewegungsablauf selbst so gestalten würde, wenn es das schon könnte.

Beim klassischen Wickeln bewegt man die Beine des Kindes steil nach oben, um die Windel zu entfernen und den Po zu säubern. Diese Bewegung würde das Kind so lange nicht selbst durchführen, bis es in der Lage wäre, eine Kerze zu machen! Dieses Bewegungsangebot verstärkt die Wirkung, die wir schon bei der Rückenlage besprochen haben. Das Gewicht wird Richtung Kopf geleitet, und die Position schränkt sämtliche innere Prozesse wie Atmung oder Verdauung ein.

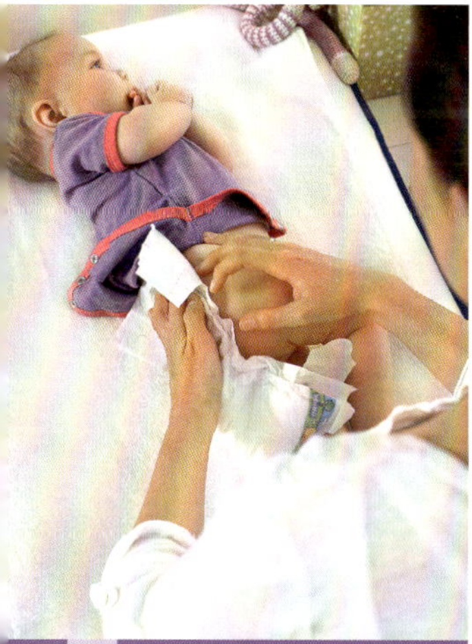

3

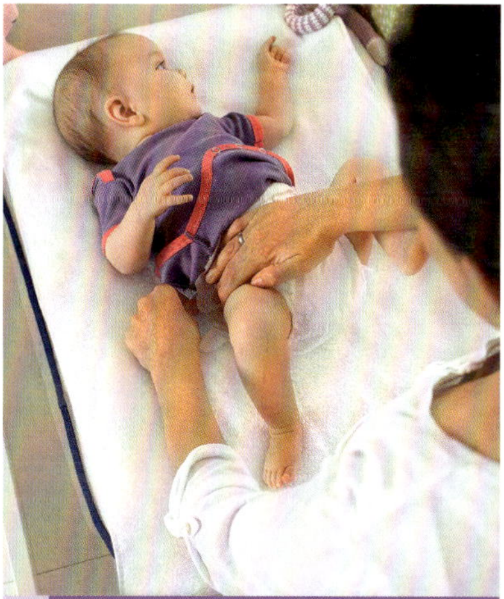

4

TIPP

Auch beim Anziehen Ihres Babys können Sie so vorgehen, wie auf den Bildern dieser Doppelseite gezeigt: In der Seitenlage geschieht der Kleidungswechsel in einem für Ihr Kind viel verständlicheren Bewegungsablauf.

Wickeln über die Seitenlage ist der Anfang von Drehen: Gestalten Sie das Wickeln als Beginn der später vom Kind hundertfach selbst durchgeführten Drehbewegung von der Rückenlage in die Bauchlage und zurück.

Wickeln in Seitenlage

1 › Ihr Kind liegt in Rückenlage vor Ihnen. Öffnen Sie die Windel und reinigen Sie das Genital und die Beinfalten. Beginnen Sie, Ihr Kind in die Seitenlage zu unterstützen. Warten Sie, bis Ihr Kind auf Ihr Bewegungsangebot reagiert und dem folgt.

2 › Entfernen Sie die Windel, indem Sie sie seitlich einklappen und Ihr Kind über den Teil der Windel drehen. Das Kind liegt nun nicht mehr auf der Windel, und die Windel kann entsorgt werden. Reinigen Sie nun den Rest am Po gründlich.

3 › Nun nehmen Sie die neue Windel und legen die aufgeklappte Rückseite dorthin, wo die Windel vorher saß.

4 › Indem Sie Ihr Kind dabei unterstützen, sich zurückzudrehen, landet es in der Windel, die nun nur noch verschlossen wird.

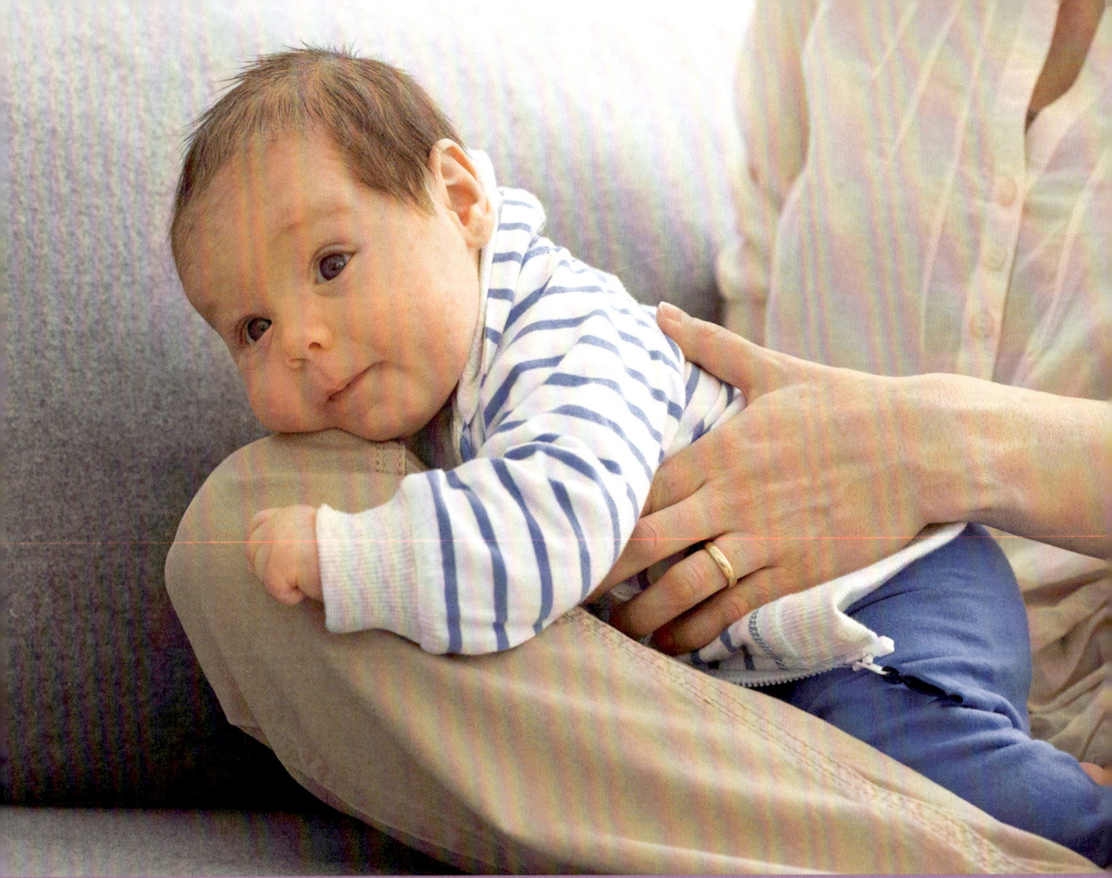

Gemeinsame Bewegung stärkt Ihr Kind

Der Mensch kennt verschiedene Bewegungsrichtungen. Erwachsene bewegen sich oft in einer sogenannten parallelen Bewegung, also gerade nach oben oder gerade nach unten. Erinnern wir uns an die Vielfalt der Bewegungen, die ein Kind bereits im Mutterleib erworben und durchgeführt hat, so lassen sich hier bereits Bewegungsmuster erkennen. Es hat überwiegend spiralige, also drehende Bewegungen durchgeführt.

Parallele oder drehende Bewegung

Wir Erwachsenen sind in unseren Bewegungen häufig parallel ausgerichtet. Stehen wir vom Stuhl auf, machen wir dies meist parallel, das heißt, wir stellen die Füße auf den Boden und stehen in einem Schwung auf – gerade nach vorne oben. Wir bewegen uns gegen die Schwerkraft, indem wir eine höhere Muskelspannung aufbauen, die es uns möglich macht, unseren Körper auf einmal aufzurichten. Sobald wir aber körperlich eingeschränkt sind – etwa mit Rückenschmerzen oder in der Schwangerschaft – suchen wir nach Wegen, uns um diese Spannung herumzubewegen. Das geht meist nur, indem wir beginnen, uns wieder spiralig, drehend, zu bewegen, so, wie wir es auch als kleiner Mensch getan haben. Wir Erwachsenen können also auf beide Muster zurückgreifen, auf das parallele und spiralige Bewegungsmuster.

Bewegen wir die Kleinen nach dem Bild von uns selbst, so heben wir sie im Ganzen zu uns auf den Arm, wir legen sie im Ganzen ins Bettchen zum Schlafen, wir holen sie als Ganzes aus dem Kinderwagen oder dem Autositz. Kinder bekommen zu viele parallele Bewegungsangebote, während ihr Entwicklungsstand spiraligen Bewegungen entspricht.

Babys in einer Drehbewegung aufnehmen

Unser Baby erfährt seinen Körper zunehmend differenzierter, indem es Gewicht von der einen auf die andere Seite bringt. Liegt es überwiegend in der Rückenlage und wird parallel, also gerade aufgenommen, kann man genau beobachten, wie es versucht, durch Einsatz der Bauchmuskulatur in eine höhere Position zu kommen. Das wird ihm noch lange Zeit nicht gelingen.

TIPP

In einer Drehbewegung würde sich Ihr Kind selbst aufrichten, wenn es das schon könnte. Wenn Sie die vier Schritte auf den Bildern Seite 50/51 in umgekehrter Richtung anwenden, sehen Sie, wie ein Baby gern aufgenommen werden möchte.

Gemeinsam auf dem Boden

Setzen oder legen Sie sich ruhig immer wieder mit Ihrem Kind auf den Boden. Legen Sie das Kind auf Ihren Körper und gehen Sie in Bewegung. Vielleicht machen Sie zunächst nur Schaukelbewegungen, dann größere Bewegungen von einer Seite zur anderen, bis Sie vielleicht sogar über die Seite gemeinsam mit Ihrem Kind ins

Sitzen gelangen. Hieraus können viele spielerische Situationen entstehen, die Mutter und Kind viel Freude machen. Sie sind beide an der Bewegung beteiligt, denn Ihr Kind folgt Ihnen nicht nur, sondern bringt auch Signale ein, wo seine Grenzen sind und wovon es mehr möchte. So erfahren Sie gemeinsam die Vielfalt der Bewegungsmöglichkeiten und lernen sich weiter kennen. Eine Familienkultur von gemeinsamer forschender und spielerischer Bewegung wird geboren.

An- und Ausziehen

Auch das tägliche An- und Ausziehen kann man unterschiedlich gestalten. Wenn Sie damit am Boden beginnen, fühlen Sie sich sicher genug, dem Kind viele unterschiedliche Bewegungen und Positio-

1

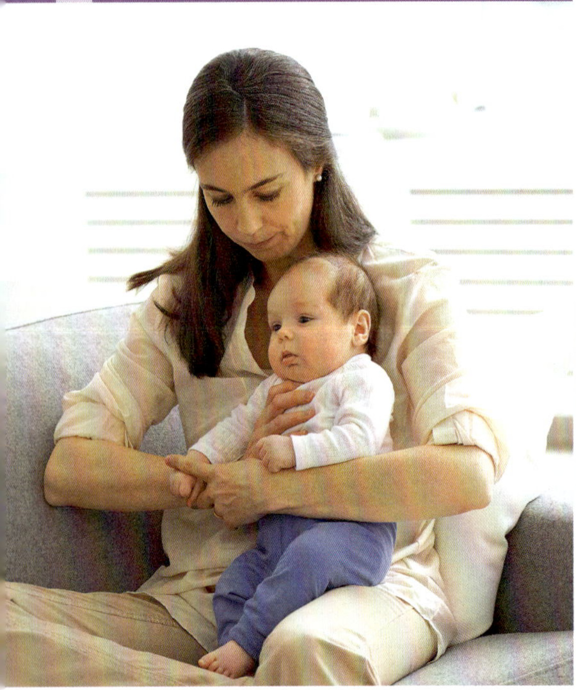

2

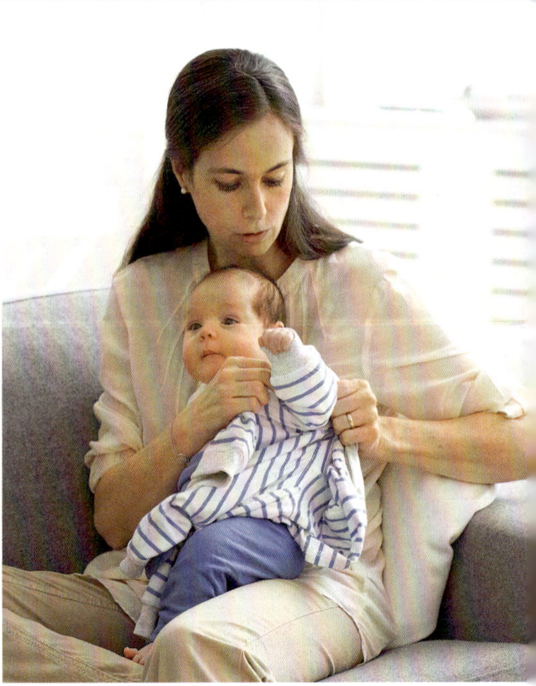

nen anzubieten, die es einladen, die einzelnen Körperteile nach seinem eigenen Muster zu bewegen. Ebenso wie beim An- und Ausziehen auf dem Schoß hat das Kind immer mit Händen und/oder Füßen Kontakt zum Boden oder zum Körper der Mutter und kann selbst aktiv »mitmachen«. So kann man etwa im Sitzen beginnen, das Baby anzuziehen 1, dabei ist es gestützt von Bauch und Brust der Mutter 2. Zwischendurch liegt das Kind in Bauchlage auf dem Bein der Mutter 3, bis es in eine halb liegende Position zurückkehrt, die Füßchen in Kontakt mit der Unterlage und der Mutter 4. So läuft das Anziehen ohne Weinen ab.

TIPP

Das Anziehen auf dem Schoß geht meist ohne Tränen ab: Viele Kinder lassen sich auf dem Schoß und in kombinierter Bauchlage problemlos anziehen, während sie sich in Rückenlage anspannen und das Anziehen schwierig machen. Probieren Sie es aus!

3

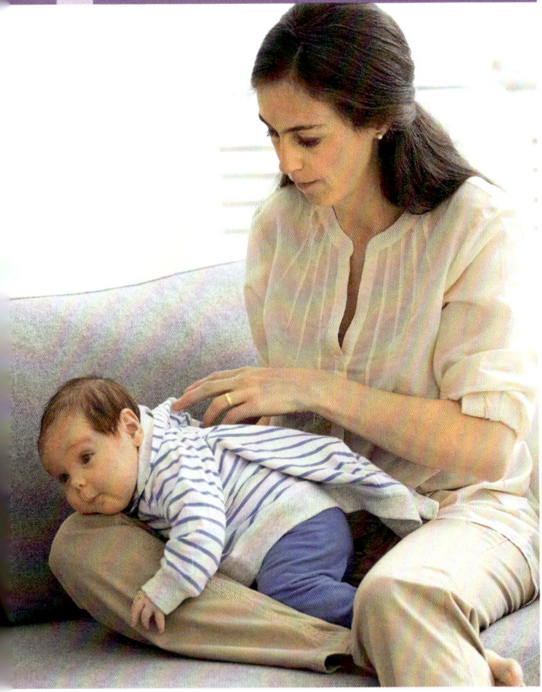

4

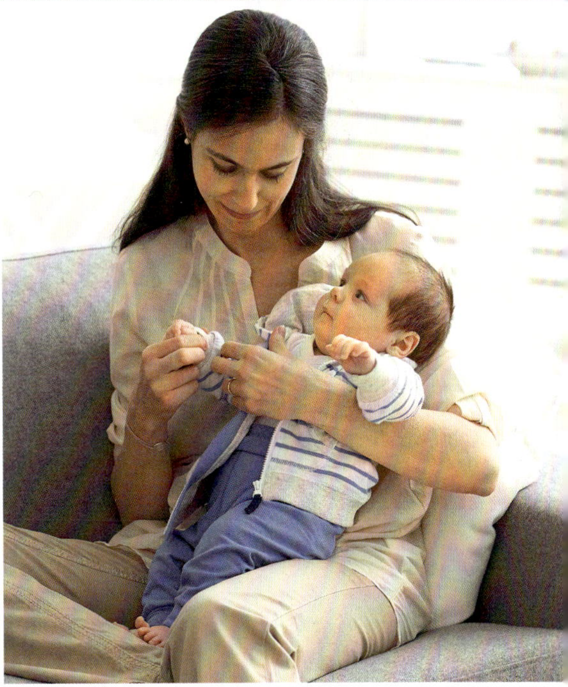

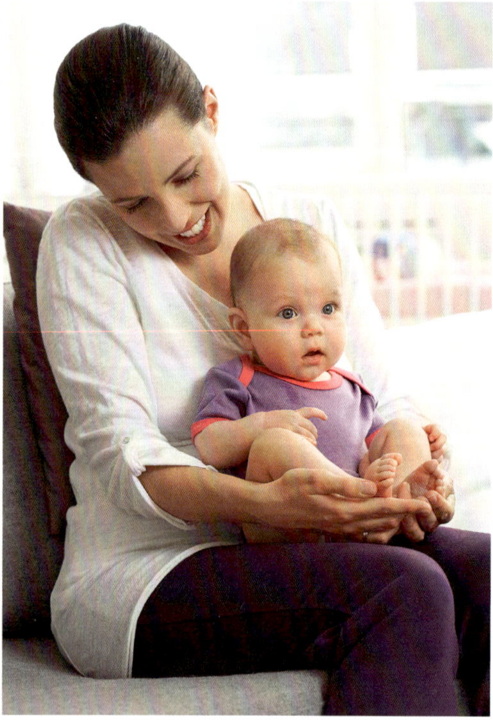

Das Baby auf Ihrem Schoß liebt es, wenn Sie seine Füßchen halten, damit es gegen Ihre Hände drücken und aktiv werden kann.

So kann das Baby selbst aktiv werden

Sich selbst als wirksam zu erfahren ist eine Frage der Dosierung von Anstrengung, also Muskelarbeit. Bei sportlichen Aktivitäten erfahren wir uns als besonders wirksam, indem wir unsere Muskeln trainieren und dadurch schneller werden, höher, weiter kommen. Hier geht es um Leistung.

Je eingeschränkter wir uns aber körperlich fühlen, desto weniger geht es um Leistung als vielmehr um die Feinheit, Abgestimmtheit, die Qualität der Bewegung. Die Kleinen sind in ihrer natürlichen Körperspannung »eingeschränkt« in differenzierter Bewegung. Unsere Kleinen sollen lernen, ihren Muskel- und Bewegungsapparat gezielt einsetzen zu können. Nur dann haben sie auch ein Erfolgserlebnis. Es geht nicht darum, ein Babytrainingsprogramm zu absolvieren!

Füße und Hände stützen

Wenn sich Ihr Kind auf Ihrem Schoß befindet, versucht es immer wieder, seine Beinchen nicht nur abzulegen, sondern es nutzt die unterstützende Umgebung dafür, mit den Füßen leichten Druck nach unten auszuüben. Diese Bewegung setzt sich durch den ganzen Körper fort und nimmt Einfluss auf die Beziehung der Körperteile zueinander. Das Kind beginnt seine Balance darin zu suchen und sich darin zu entdecken, wie es das bereits aus der vorgeburtlichen Zeit im Mutterleib kennt.

Drückt das Kind mit den Händchen, kommt nachfolgend der Brustkorb in Bewegung. Dieser zieht auf eine feine Weise so an Kopf und Becken, dass sie Teil der Bewegung werden. Vielleicht suchen nun die Füßchen auch den Kontakt in die Umgebung, und es entsteht an einer anderen Stelle eine ziehende Verbindung.

SELBSTVERSUCH: MUSKELSPANNUNG ERFAHREN

Wenn wir Erwachsenen uns unsere eigene Muskelspannung bewusst machen, können wir gut nachfühlen, wie es einem Baby geht, das diese Erfahrung erst allmählich machen muss.
Setzen Sie sich auf einen Stuhl und lehnen Sie sich hinten an. Die Füße sind in Kontakt mit dem Boden. Nehmen Sie Ihren Körper auf dem Stuhl wahr. Beginnen Sie ganz leicht, mit dem einen Fuß zum Fußboden zu drücken. Beobachten Sie innerlich, wie sich die Muskelspannung von dort aus durch den Körper verändert und Sie sich leicht zur gegenüberliegenden Seite bewegen. Merken Sie, dass sich die Beziehung der Körperteile zueinander verändert? Beginnen Sie nun mit dem anderen Fuß zu drücken und beobachten Sie die Bewegung in die andere Richtung. Machen Sie das Gleiche nun schneller, und es wird deutlich, dass Sie der entstehenden Bewegung nur durch erhöhte Muskelspannung begegnen können. Diese Fähigkeit, uns an Tempo und Form der Bewegung anzupassen, haben wir gelernt über vielfältige Bewegungserfahrungen.

Drehen unterstützen

Drehen kann sich Ihr Kind am Anfang nur mit Ihrer Hilfe, dann wird es eher zufällig geschehen, und dann wird es lernen, seinen Körper dazu gezielt zu nutzen. Um diese Fähigkeit mehr und mehr zu entdecken, braucht Ihr Kind immer wieder die Möglichkeit, an etwas ziehen oder auf etwas drücken zu können.
Reichen Sie dem Baby in Rückenlage einen Ihrer Finger, so wird es ihn ergreifen und kann sich durch Ziehen in eine Bewegung bringen, die sich durch den ganzen Körper fortsetzt. 1 Bieten Sie dem Füßchen Ihre Hand als Unterstützung 2, so kann es sich

1

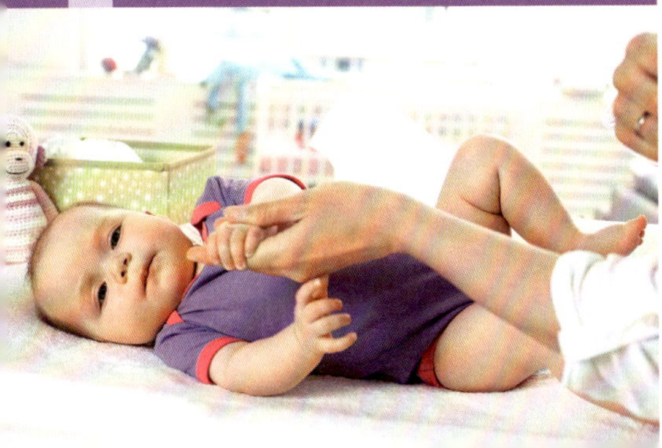

2

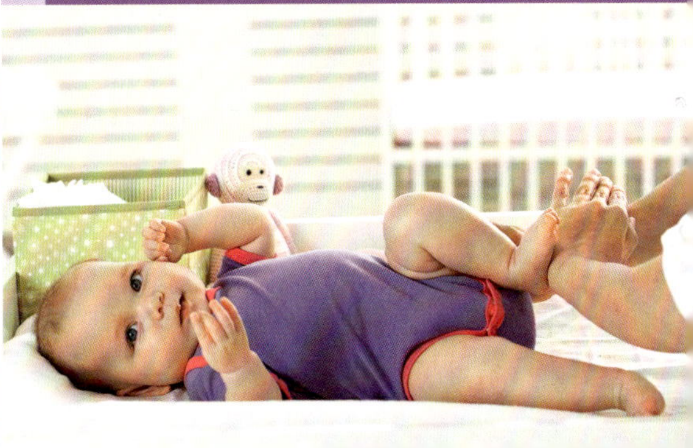

durch Drücken in Bewegung bringen. Diese kleinen Spiele sind Anfänge dafür, sich in die Seitenlage und später dann in die Bauchlage zu drehen.
Möchten Sie, dass Ihr Kind sich in die Bauchlage dreht, weil Sie auf dem Wickeltisch seinen Rücken waschen oder eincremen wollen, dann machen Sie dem Körper ein Angebot, sich an der Bewegung zu beteiligen. Wie wir wissen, sind das ja alles vertraute Bewegungen aus der vorgeburtlichen Zeit. Geben Sie Ihrem Kind die Zeit, dass es das Bewegungsangebot im Körper fortsetzen und dem folgen kann. Diese aktive Beteiligung hat dann nicht nur auf die Erfahrung des Drehens an sich, sondern insbesondere auch auf Funktionen im Inneren, wie etwa die Verdauung, Auswirkungen. Jede von Ihrem Kind selbst durchgeführte Muskelaktivität hat einen deutlich größeren Effekt als eine passiv erfahrene Bewegung wie etwa eine Massage.

Den Verdauungsapparat entlasten

Verdauung entsteht ebenfalls aus dem Zusammenspiel von Ziehen und Drücken. Wollen wir die gesunden Darmbewegungen unterstützen, so ist es nicht hilfreich, den Körper in der Mitte »einzu-

SELBSTVERSUCH: KONTAKT ÜBER DIE FÜSSE SCHAFFT SICHERHEIT

Der Kontakt über die Füße zur Unterstützungsfläche spielt eine große Rolle für gezielte und differenzierte Bewegungen. Das können Sie ganz einfach selbst erfahren: Setzen Sie sich auf einen Stuhl und lehnen Sie sich hinten an. Die Füße stehen auf dem Boden. Bewegen Sie sich nun langsam an die Stuhlkante vor und versuchen Sie, einen Gegenstand vom Boden aufzuheben. Dann bewegen Sie sich zurück in die Ausgangsposition.

Nun machen Sie die gleiche Bewegung, heben aber die Füße vom Boden, bevor Sie an die Stuhlkante gehen. Wenn Sie nun versuchen, einen Gegenstand aufzuheben, merken Sie, wie schwierig es in dieser Haltung ist, sich kontrolliert zu bewegen. Der zweite Durchgang erforderte viel Spannungsaufbau. Womöglich konnten Sie gar nichts aufheben, da Sie Sorge hatten, vom Stuhl zu fallen, weil Sie auch durch enorme Anspannung das Gleichgewicht nicht halten können.

DER STEIGBÜGELGRIFF – DEN FÜSSEN HALT GEBEN

Wenn es draußen warm genug ist, dürfen die Füße Ihres Kindes ruhig einmal nackt sein. Ganz automatisch umfasst man die kleinen Füße, drückt und wärmt sie. Die Durchblutung wird gefördert, der Kreislauf aktiviert. Das Berühren der Füße wirkt wie eine Fußreflexzonenmassage, und gleichzeitig werden die Füße physiologisch mit den Händen geformt. Der Griff um die Füßchen gleicht einem Steigbügel, der dem Kind Halt gibt und die Möglichkeit, sich aktiv abzustützen, vermehrt aufzurichten und seine Rumpfmuskulatur zu kräftigen.

knicken«, wie es etwa beim klassischen Wickeln passiert – eine typische parallele Bewegung. Es ist vielmehr hilfreich, für vielfältige drehende Bewegungen zu sorgen. Diese entstehen durch das Zusammenspiel von Ziehen und Drücken im Körper, und so wird auch die Darmmotorik aktiviert – gerade für Kinder mit Verdauungsproblemen eine große Entlastung.

Füßchen unterstützen durch Tragetuch

Im Tragetuch kann das Kind sein Gewicht über das Becken und den Brustkorb abgeben und so seine Händchen nutzen, um auf den Körper der Tragenden zu drücken oder am Tragetuch zu ziehen. Es kann die Beziehung der Körperteile zueinander so verändern, dass es kleine Anpassungsbewegungen durchführt, so wie wir dies ständig tun, ob beim Stehen, Sitzen oder Liegen.

Ist das Baby wach, macht es Sinn, die Füßchen von unten in den Teil des Tragetuchs zu binden, der auf der Hüfte geführt wird. So kann das Kind mit den Füßen über das Tuch drücken und sein Spannungsnetz von unten aufbauen.

TIPP

Achten Sie darauf, dass die Kleinen immer die Möglichkeit haben, über Drücken von den Füßchen aus ihr Muskel-Spannungsnetz zu beeinflussen. Das kann zum Beispiel über Bewegung auf dem Körper der Mutter geschehen oder durch Tragen. Damit gehen Bewegungen nicht ins Leere, sondern bekommen eine Bedeutung beim Trinken, Spielen, Ausscheiden.

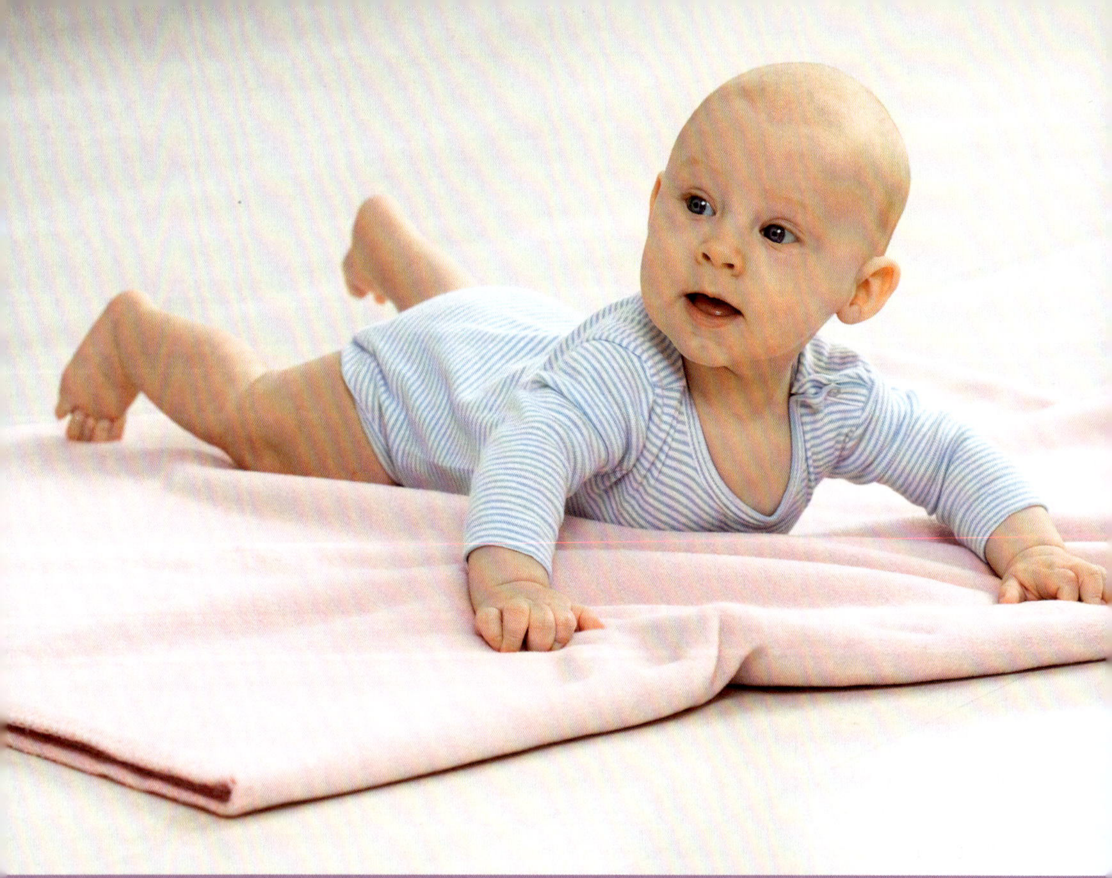

Entwicklung braucht Zeit und Verständnis

Die Bewegungsentwicklung des Babys verläuft in mehreren Stufen. Zunächst lernt das Kind, eine Position einzunehmen und darin zu bleiben. Später kann es zusätzlich etwas tun, wie etwa essen und trinken – die Voraussetzung hierfür ist, dass es sitzen kann. Und schließlich lernt das Kind, sich selbst fortzubewegen, um an eine andere Stelle zu gelangen. Dafür muss es entweder krabbeln oder stehen können. Je besser unterstützt es dabei in seiner natür-

lichen Bewegung ist, desto müheloser und entspannter verläuft diese Entwicklung.
Zwei Dinge gleichzeitig zu tun ist für uns Erwachsene selbstverständlich. Kinder müssen das erst lernen – nicht nur Babys, auch Kleinkinder. So kann zum Beispiel ein Kind mit eineinhalb Jahren, auch wenn es schon selbst essen und selbst laufen kann, nicht an seinem Eis schlecken, während es geht. Beide Aktivitäten, Gehen und Essen, miteinander zu verbinden, überfordert das Kind. Es braucht Zeit, um im Stehen oder Sitzen das Eis zu genießen, dann kann es wieder losmarschieren. Erst mit zunehmendem Alter sind Kinder in der Lage, diese umfassenden Aktivitäten miteinander zu verbinden.

Grundpositionen: Rücken- und Bauchlage, Sitzen, Fortbewegung

Kinder lernen das Stehen über verschiedene Entwicklungsstufen. Kinaesthetics unterscheidet dabei Positionen für Bewegung am Ort und Positionen für Fortbewegung. Immer aber geht es zunächst darum, dass das Kind in der entsprechenden Position ankommt und sicher dort ist.

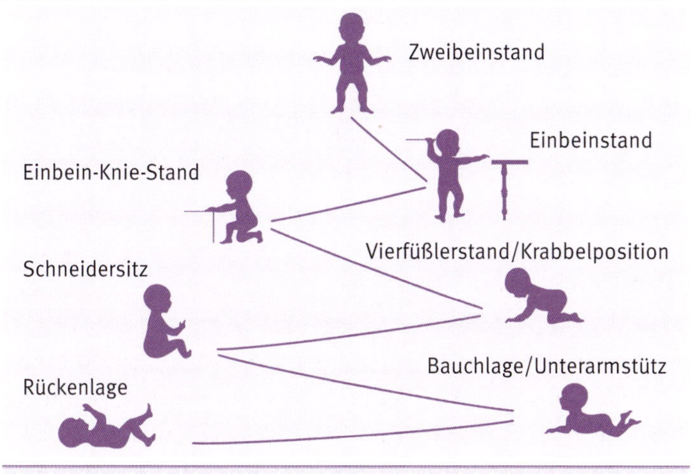

Bereits in einer Position sein zu können ist für ein Neugeborenes eine große Herausforderung. Wir müssen uns immer wieder klarmachen, wie groß der Unterschied für unsere Babys ist zwischen der Entwicklungs- und Bewegungszeit im Mutterleib und der Zeit nach der Geburt. Oft fühlt sich ein Kind offensichtlich nicht wohl in seinem Bettchen – es kommt nicht zur Ruhe oder wacht oft auf und schreit. Wie können wir ihm helfen?

Die Rückenlage

Ein Kind schläft in Rückenlage nie so entspannt wie in Bauchlage, weil es ihm so schwerfällt, in dieser Position zu sein. Das Schlafen in der Rückenlage stellt hohe Anforderungen an ein Neugeborenes, da das Kind Liegen und Schlafen gleichzeitig meistern muss. Wir Erwachsenen sind ja in der Lage, uns beim Schlafen an die jeweilige Umgebung anzupassen, auch wenn wir am liebsten in unserem eigenen Bett schlafen. Das haben wir uns nach unseren Bedürfnissen eingerichtet mit Kissen, Decken und Unterlagen.

AUF ÄRZTLICHEN RAT: SCHLAFEN IN DER RÜCKENLAGE

Ärzte raten seit Jahren, Babys nur in der Rückenlage schlafen zu lassen, um der Gefahr des plötzlichen Kindstods vorzubeugen. Was dabei aber häufig überhört wird: In Wachphasen sollen Kinder durchaus in die Bauchlage gebracht werden, um sich auch in dieser Position zu erfahren. In der Bauchlage entwickeln die Kinder die meisten bewegungsbezogenen Fähigkeiten, benutzen ihre Ärmchen und Beinchen, um Gewicht abzugeben, lernen, ihren Kopf in Bezug zu den anderen Körperteilen kontrolliert zu bewegen, und »trainieren« das Zusammenspiel von Beuge- und Streckmuskulatur.

Die Rückenlage ist besonders dafür geeignet, die Vielfalt der Sinneseindrücke wahrzunehmen, aufzunehmen, zu verarbeiten und darauf zu reagieren. Häufige Rückenlage kann hier auch ein Überangebot an Reizen zur Folge haben.

Natürlich ist es wichtig, den Schlafplatz für unser Kind sicher zu gestalten. Daraus entsteht allerdings häufig eine Schlafumgebung, die es dem Kind besonders schwer macht, sein Gewicht abzugeben und damit zur Ruhe zu kommen: Das Baby ist dann damit beschäftigt, auf seinem runden Rücken in der Balance zu bleiben, weil es die Beinchen nicht ablegen kann.

Einem Baby ist es fast unmöglich, sich der geraden Matratze anzupassen. Sogar im Schlaf rudern die Kleinen häufig mit Ärmchen und Beinchen auf der Suche nach Halt, und es entstehen unruhige Phasen bis zum Wachwerden.

Unterstützung in der Rückenlage

Gerade in den ersten drei bis vier Monaten ist es wichtig, die Babys in der Rückenlage mit einfachen Hilfsmitteln zu unterstützen. Dann können sie ihr Gewicht an die Unterlage abgeben, entspannen sich und schlafen meist friedlich und ruhig.

- Die beste Unterstützung für ein schlafendes Baby sind Sie selbst! Suchen Sie sich mit Ihrem Kind einen ruhigen Platz auf dem Sofa, dem Bett oder auf dem Teppich. Nehmen Sie Ihr Kind zu sich, sodass es sich an Ihren Körper ankuscheln kann. Sobald Sie Ihre Position verändern – auch wenn sich nur Ihr Brustkorb beim Atmen bewegt –, verändert sich auch etwas im Körper Ihres Kindes. Es sucht danach, sein Gewicht so abgeben zu können, dass es seine Muskelspannung reduzieren kann. Es muss seine Muskeln nicht mehr dafür einsetzen, sein eigenes Gewicht zu halten. So ist es ihm möglich zu schauen, Sie zu spüren, Ihnen zu lauschen – oder auch zu schlafen.
- Am liebsten liegt Ihr Kind natürlich auf Ihrem Bauch. Beobachten Sie, in welcher Lage es dort am ruhigsten wird. Wenn das in der Bauchlage der Fall ist, bieten Sie Ihrem Kind das häufig an! Auf Ihrem Körper bemerken Sie es ja sofort, wenn Ihr Kind eine Veränderung möchte. Zieht Ihr Kind die Rückenlage vor, so können Sie beobachten, dass Sie intuitiv zu den Füßchen Ihres Kindes fassen. Damit kommt es ein bisschen in die Beugung, was es schon entspannt. Über aktiven Druck der kleinen Füßchen in Ihre Hände kann es zudem kleine oder große Bewegungen in den eigenen Körper bringen.
- Übertragen wir diese Erfahrung der Rückenlage auf das Bettchen des Kindes, so brauchen Sie ihm nur eine Möglichkeit bieten, seine Beinchen abzulegen. Legen Sie ein Handtuch oder zwei Stoffwindeln als »Häufchen« unter die Beinchen.

TIPP

Das Handtuch zur Unterstützung der Beinchen nicht ordentlich falten, sondern am besten an einem Zipfel in die Luft halten und einfach fallen lassen.

TRAINING FÜR BABYS?
Manche Mütter meinen, es sei wichtig, dass ihre Kinder die Muskeln trainieren. Sie fragen, ob man es den Kindern denn nicht »zu leicht mache«, wenn man sie wie beschrieben unterstützt.
Haben Sie keine Sorge! Kinder müssen nicht lernen, mit viel Muskelspannung im Leben klarzukommen. Sie müssen lernen, ihre Muskeln differenziert einsetzen und nutzen zu können – auch später beim Sport. Eine hohe Muskelspannung reduziert die Sensibilität für Reize. Sie macht es schwieriger, sich in der Bewegung anzupassen und ein vielfältiges Bewegungsrepertoire aufbauen zu können.

TIPP
Legen Sie keine dicken, starren Polster unter die Beine Ihres Babys, die es in seinem Bewegungsdrang eher bremsen würden.

Damit geben Sie Ihrem Kind die Möglichkeit, seine Beine abzulegen. Dadurch kann es seine Bein- und Bauchmuskeln entspannen und in einen erholsamen Schlaf finden.

- Diese Unterstützung bietet sich übrigens auch dann an, wenn Ihr Kind wach auf seiner Spieldecke liegt und von dort die Welt erforscht. Erhöhte Muskelspannung macht nie Sinn, außer, wenn wir ins Fitnessstudio gehen.

Die Bauchlage – wichtig für kleine Forscher

Eltern legen ihre Kinder heute nicht mehr gern in die Bauchlage, weil sie wie schon besprochen durch die Diskussion um den plötzlichen Kindstod verunsichert sind (siehe Seite 64). Das ist absolut verständlich und ist für die Zeit des Schlafens absolut richtig. Wenn das Baby allerdings wach ist, dann liegt es ab und zu gern in der Bauchlage.

Das Einnehmen der Bauchlage ist ein wichtiger Entwicklungsschritt, um den Einsatz insbesondere der Rückenmuskulatur zu erfahren und zunehmend mehr zu beherrschen. Dadurch fällt es dem Kind immer leichter, das Köpfchen zu halten und Arme und Beine zu nutzen, um Gewicht abzugeben. Auch hier geht es, wie bereits in der Rückenlage, darum zu lernen, wie sich Gewicht von der einen auf die andere Seite verlagern lässt. Sogar das spätere

aufrechte Gehen wird durch diese Bewegungserfahrungen bereits in tieferen Positionen erlernt.
Ihr Kind wird Spaß daran finden, immer wieder in die Bauchlage zu kommen. Hier kann es sein Gewicht abgeben und das Köpfchen zunehmend gezielter kontrolliert bewegen. So erweitert sich sein Blickwinkel wesentlich. Kinder, die hauptsächlich in Rückenlage abgelegt werden, mögen die Bauchlage anfangs nicht so gern. Sie finden sie sehr anstrengend. Es geht auch nicht darum, lange »Trainingsphasen« in Bauchlage durchzuführen, sondern vielmehr um spielerisch eingebaute Erfahrungen für das Baby. Angenehm finden es Babys, wenn sie in der Bauchlage unterstützt werden. Dazu eignen sich einfache Gegenstände, wie sie in jedem Haushalt zu finden sind, etwa ein Handtuch (Bild 1), ein Stillkissen (Bild 2) oder auch ein Stofftier.
Besonders liebt Ihr Baby sicher die Bauchlage auf dem Bein von Mama oder Papa: Setzen Sie sich dazu gemütlich auf den Boden und winkeln Sie ein Bein so an, dass es ein Dreieck formt und auf dem Boden aufliegt. Legen Sie Ihr Kind so in dieses Dreieck, dass es mit den Beinchen Gewicht auf die Unterstützungsfläche abgeben

1

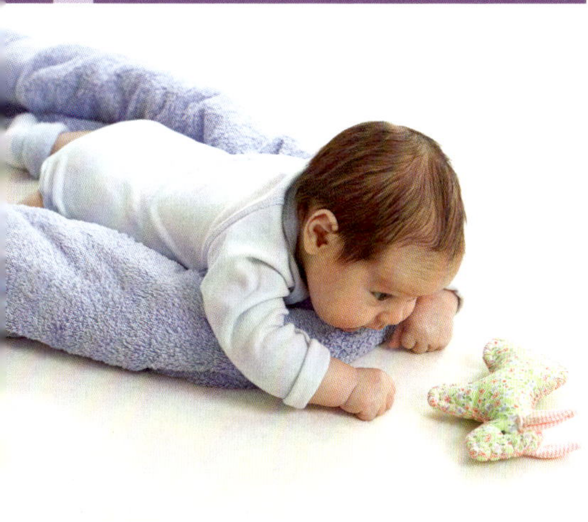

2

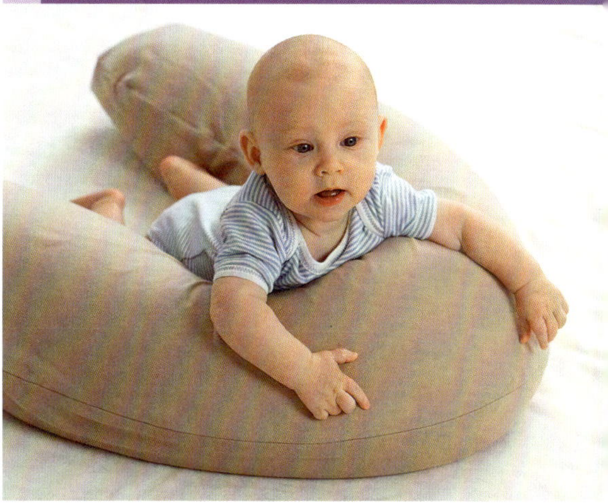

TIPP
Zwingen Sie Ihr Kind nicht in die Bauchlage, wenn es das eindeutig nicht will. Probieren Sie es lieber zu einem anderen Zeitpunkt noch einmal und immer wieder für kurze Zeit. Irgendwann wird es Spaß daran finden.

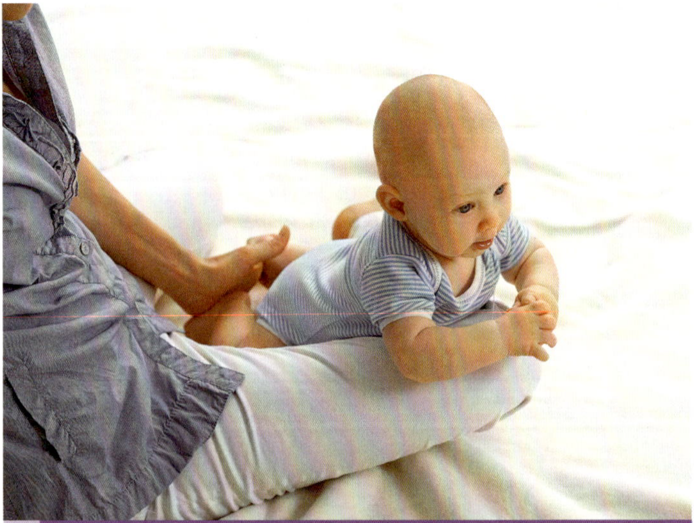

3

kann und mit dem Brustkorb auf Ihrem Bein liegt (Bild 3). Die Ärmchen sind nach vorn orientiert. Diese Position macht es Ihrem Kind leichter, das Köpfchen kontrolliert zu nutzen.

Das Sitzen

Babys können nicht sitzen. Sie können aber auf unserem Körper eine Position einnehmen, die mit dem Sitzen vergleichbar ist.
Babys dürfen nicht sitzen, solange sie es nicht allein können! Diesen Satz haben viele Eltern verinnerlicht, weil sie ihn immer wieder hören. Dieser Satz ist auch richtig. Nämlich in den Fällen, in denen wir ein Kind mit Hilfsmitteln wie einem Hochstuhl oder mit Kissen in der Sofaecke in diese Position bringen. Zu kleine Kinder sind in solchen Haltungen überfordert. Sie können ihren Körper dieser Umgebung aus Gegenständen nicht anpassen und werden deshalb auch nicht lange in der Position bleiben. Die Kinder sinken in sich zusammen oder plumpsen bestenfalls in eine Liegeposition zurück. Da sind sie wieder sicherer. Vermeiden Sie also solche künstlichen Sitzsituationen.

SELBSTVERSUCH: SITZEN MIT UND OHNE RÜCKENLEHNE

Setzen Sie sich auf einen Stuhl, sodass beide Füße auf dem Boden ruhen. Über Ihr Becken geben Sie Gewicht auf den Sitz ab, Ihr Rücken wird durch die Lehne unterstützt, vielleicht gibt es Armlehnen, auf denen auch Ihre Arme Ihren Platz finden. Der Kopf sitzt stabil auf dem Brustkorb. Ihre Knochen geben Gewicht ab, Ihre Muskeln sind frei für Bewegung, um gleichzeitig etwas anderes tun zu können – wie lesen, essen oder schreiben.

Nun verändern Sie Ihre Position, indem Sie mit dem Becken nach vorne an die Stuhlkante rutschen, den Rücken aber angelehnt lassen. Was können Sie an Veränderung in sich selbst beobachten? Die Atmung wird wahrscheinlich etwas angestrengter, die Bauchmuskulatur erhöht ihre Spannung, es wird deutlich schwieriger, in dieser Position etwas zu essen oder aufzuschreiben. Wie können wir diese Erkenntnisse für unser Baby umsetzen?

Auf Ihrem Körper aber dürfen Sie Ihrem Kind diese Position anbieten. Setzen Sie sich bequem aufs Sofa oder in einen Sessel und setzen Sie sich Ihr Baby auf den Schoß. Es wird gestützt durch Ihren Bauch oder Ihren Arm. Hier schätzt es die Erfahrung, die Sie ihm bieten, weil es in einem ständigen Anpassungsprozess über Ihren Körper seinen eigenen Körper in der Schwerkraft stabilisieren kann. So kann es nicht nur ganz entspannt in dieser Position sein, sondern es kann auch an der Flasche nuckeln, trinken oder spielen.

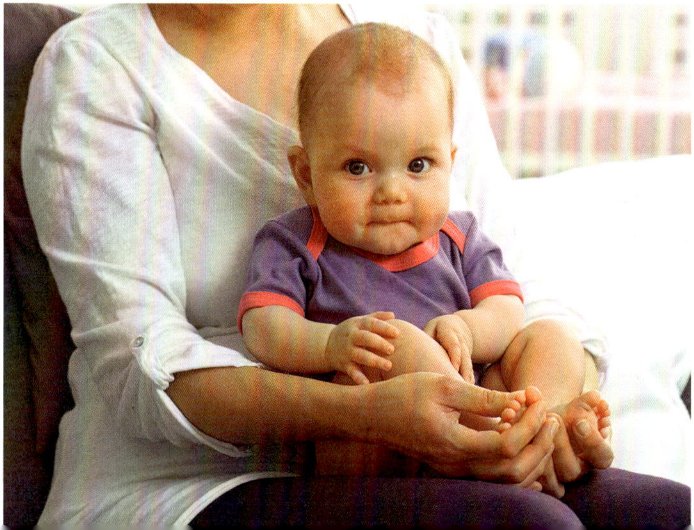

Auf Ihrem Körper darf das Baby schon früh eine Sitzposition einnehmen. Hier können Sie und Ihr Kind sich ständig anpassen – das Kind kann drücken und Gewicht abgeben und wird durch Ihren Körper gut unterstützt und gehalten.

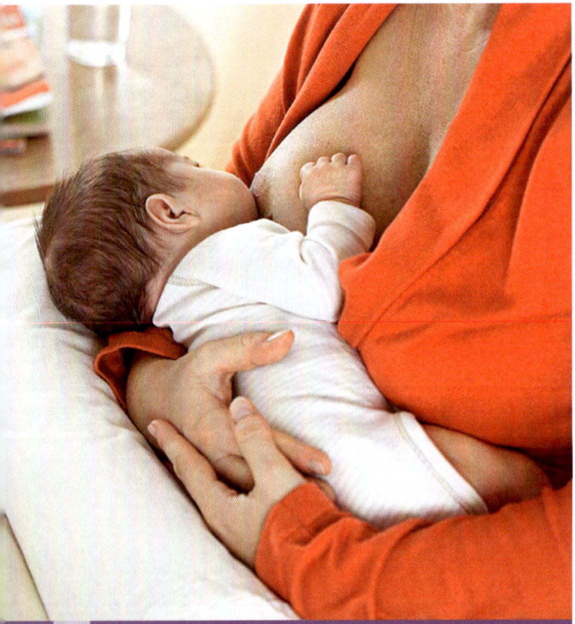

1

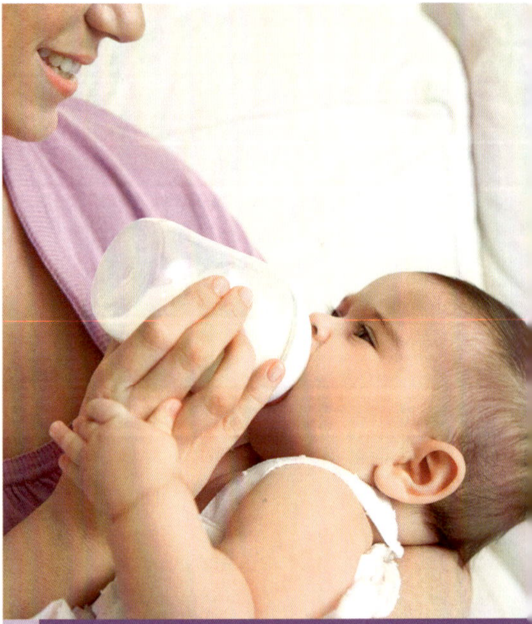

2

Saugen, trinken, schlucken

Auch beim Trinken an der Brust (Bild 1) oder aus der Flasche (Bild 2) ist Ihr Kind entspannt, wenn es sein Gewicht auch über Arme und Beine abgeben kann. Die Beinchen sollten wir mit unserem Körper oder mit einem Kissen unterstützen, Hände und Ärmchen wollen in Kontakt mit der Brust oder der Flasche sein.

Entscheidend ist, dass Ihr Kind sein Gewicht auf dem Schoß so abgeben kann, wie wir selbst es an seiner Stelle tun würden. Rutscht das Kind ohne Halt in sich zusammen oder hängen etwa die Füßchen ins Leere, muss es zum Ausgleich viele Bewegungen entwickeln und braucht eine erhöhte Muskelspannung dafür. Gern wird dann behauptet: »Das Kind trinkt nicht so gut« oder: »Es hat Schwierigkeiten, die ganze Flasche zu schaffen«.

Bei einem gesunden Kind spielt es keine Rolle, ob es im Sitzen oder im Liegen trinkt, sofern Sie auf eine gute Lagerung achten

SELBSTVERSUCH: TRINKEN IST EINE GANZKÖRPERBEWEGUNG

Setzen Sie sich aufrecht auf einen Stuhl und lehnen Sie sich an die Rückenlehne an. Stellen Sie ein Glas Wasser bereit und nehmen Sie das Glas in beide Hände. Führen Sie nun das Glas mit den ganzen Armen zum Mund – die Trinkbewegung sollte nicht aus dem Handgelenk eingeleitet werden. Heben Sie das Glas an den Mund und bringen Sie Ihren Kopf dabei in eine leichte Streckbewegung, sodass die Bewegung sich im Körper fortsetzen kann. Achten Sie darauf, was in Ihrem Körper geschieht. Merken Sie, wie die Bewegung sich im ganzen Körper fortsetzt? Rutschen Sie nun nach vorne an die Stuhlkante, den Rücken weiterhin angelehnt. Können Sie Ihren Körper nun immer noch aktiv beim Trinken einsetzen? Wohl kaum.

wie in den Bildern gezeigt. Tagsüber mag eine sitzende, abends und nachts eine liegende Position günstiger sein.

Fortbewegung

Bislang haben wir uns damit beschäftigt, wie wir unser Kind darin unterstützen können, in einer Position zu sein und zusätzlich etwas in dieser Position zu tun – etwa schlafen, spielen, forschen oder trinken. Wie lernt es nun, die Positionen zu nutzen, um an eine andere Stelle zu gelangen?

Dazu muss man sich das Prinzip von Fortbewegung klarmachen: Befinden wir uns in einer Position wie etwa Stehen und wollen an eine andere Stelle gehen, verlagern wir das Gewicht auf eine Seite des Körpers und machen die andere frei für Bewegung. Wir heben das freie Bein und stellen den Fuß an einem neuen Ort vor uns ab. Dann verlagern wir das Gewicht dorthin, um nun die andere Seite frei für Bewegung zu machen.

Wenn Sie Ihr Baby im Tragetuch oder in einer Tragehilfe bei sich tragen, lernt es schon in jeder Ihrer Bewegungen, wie es sich anfühlt, sein Gewicht in der Schwerkraft von einer zur anderen Seite zu verlagern.

TIPP

Tut sich Ihr Kind beim Trinken tatsächlich schwer, etwa weil es noch unreif ist oder aus anderen Gründen, so macht die Sitzposition auf dem Schoß viel Sinn, da die Nahrung in der Schwerkraft am leichtesten von oben nach unten läuft.

Von der Rückenlage in die Bauchlage

Um zu lernen, wie man sich von der Rückenlage in die Bauchlage dreht, muss das Kind lernen, sein Gewicht auf eine Seite zu organisieren, damit sich die andere darüber bewegen kann. Es muss eine Rollbewegung entstehen. Wollen wir, dass ein Kind sich umdreht – etwa, um es in die Bauchlage zu bringen –, nehmen wir es häufig ganz hoch und drehen es in der Luft als Ganzes, um es dann wieder abzulegen.

Versuchen Sie lieber, Ihr Kind auf der Unterstützungsfläche liegen zu lassen und ihm die Erfahrung des Drehens so zu ermöglichen, wie es das selbst tun würde. Geben Sie zum Beispiel von einem Bein aus einen drehenden Bewegungsimpuls in den Körper (Bild 1), dem die anderen Körperteile langsam folgen können (Bilder 2, 3, 4). Genauso geht es wieder zurück (Bild 5). Das Kind kann sich an der Bewegung beteiligen und gewinnt Freude und Selbstbewusstsein aus seiner Aktivität.

1

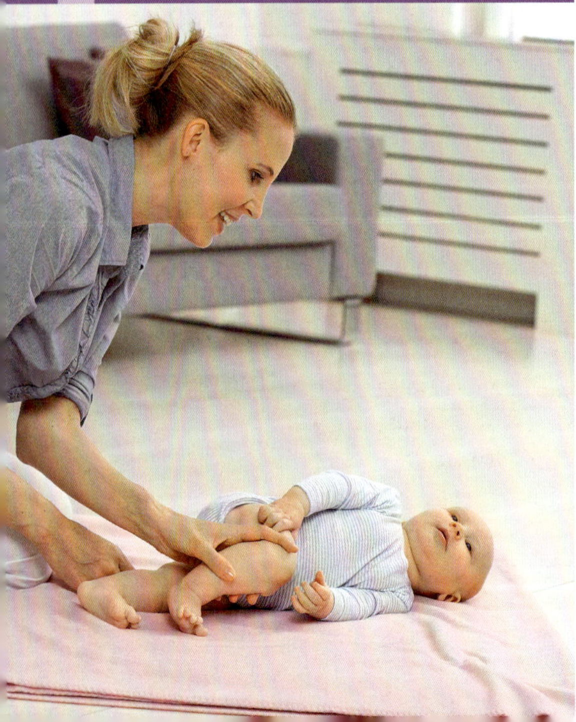

2

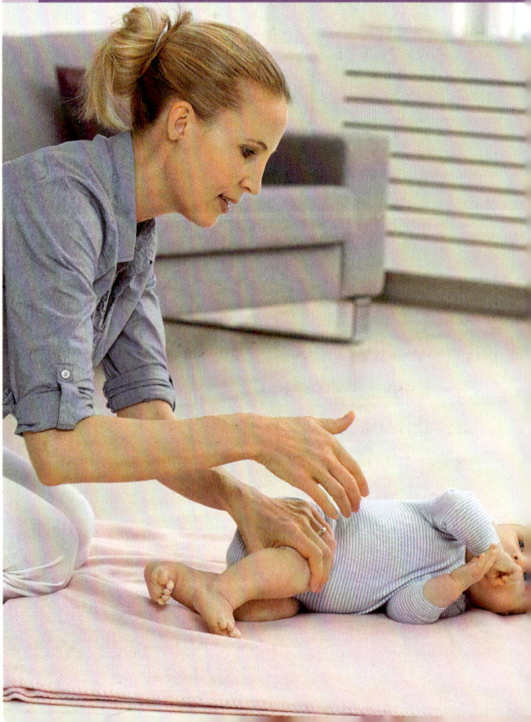

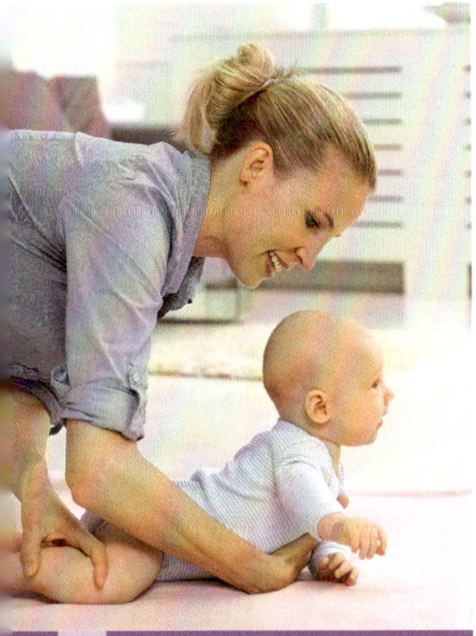
3

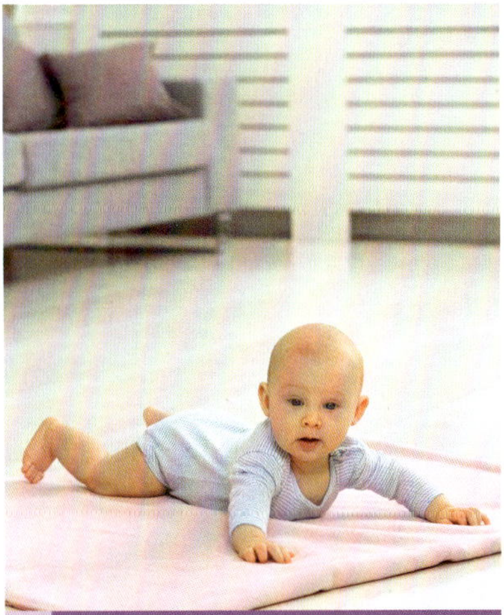
4

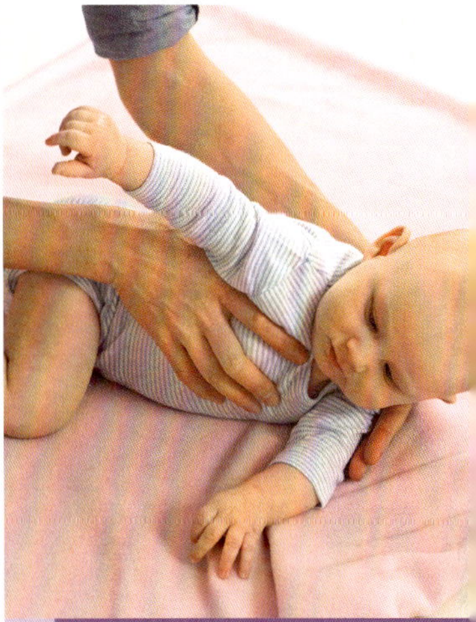
5

Von der Bauchlage zum Sitzen

Wollen Sie Ihr Kind, das in der Bauchlage liegt, auf den Arm nehmen, so sollten Sie ebenfalls daran denken, dass das Kind nicht gern »als Ganzes« hochgenommen und umgedreht wird. Wenn Sie selbst versuchen, sich von der Bauchlage in eine Sitzposition zu drehen (siehe Kasten), finden Sie ganz einfach heraus, wie Sie Ihr Kind am besten bei der Bewegung unterstützen.

SELBSTVERSUCH: VON DER BAUCHLAGE AUFSTEHEN

Legen Sie sich auf den Bauch, am besten auf dem Boden. Versuchen Sie herauszufinden, über welche Bewegungen es Ihnen am leichtesten fällt, ins Sitzen zu kommen. Wahrscheinlich merken Sie, dass Sie eine Drehbewegung am angenehmsten finden. Sie geben dabei unbewusst Gewicht auf eine Seite und machen die andere frei für Bewegung – das Hauptgewicht bleibt an Beinen und Becken, das Gewicht wird über die Arme bewegt, bis es in einer Spiralbewegung auf dem Becken gelandet ist.

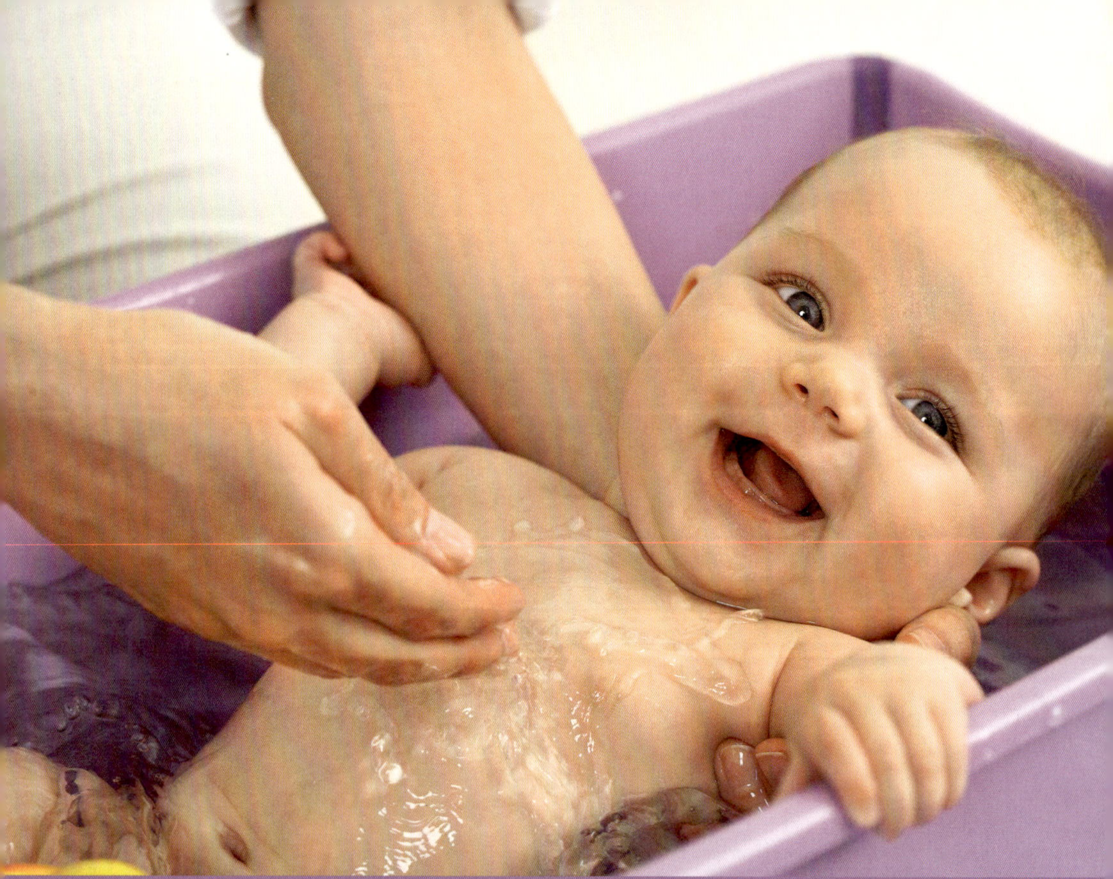

Einen guten Platz fürs Baby schaffen

Meist schon vor der Entbindung bereiten Sie als zukünftige Eltern das Kinderbettchen vor, besorgen Autositz und Kinderwagen, Badewanne und Babywippe. Doch wo liegt Ihr Baby am besten? Wo fühlt es sich wohl? Was tut ihm gut? Worauf sollten Sie bei der Planung achten?

In der Fülle der Angebote ist es schwierig, sich zu orientieren. Denken Sie immer an die allgemeinen Hinweise, die Sie in den vorhergehenden Kapiteln schon bekommen haben. Ihr Kind möchte

- seine Körperspannung reduzieren können
- sich selbst in der Schwerkraft erfahren können
- sich zunehmend aus sich selbst heraus kontrollierter bewegen
- nicht von jemand anderem bewegt werden, sondern unterstützt werden, um sich selbst zu bewegen.

Schlafumgebung

Die größte Verunsicherung gibt es in der heutigen Zeit zum Thema »Schlafumgebung«. Früher haben wir darauf geachtet, dass es möglichst kuschelig im Bettchen ist, mit Betthimmel, Kopf- oder Rundumschutz, einem flachen Kopfkissen und einer dicken, warmen Bettdecke, Kuscheltieren und Spieluhr.

Heute empfehlen die Ärzte das genaue Gegenteil: Alles muss raus aus dem Bett, das Kind darf nur im Schlafsack und vor allem in Rückenlage schlafen.

Wenn Ihr Kind das akzeptiert, freuen Sie sich. Es spricht nichts gegen eine solche Schlafumgebung, wenn sich Ihr Baby darin wohlfühlt. Viele Kinder kommen darin aber nur schlecht zur Ruhe oder schlafen in Rückenlage überhaupt nicht ein. Andere wachen, einmal eingeschlafen, bald wieder auf.

TIPP

Kinder, die nur in Bauchlage gut einschlafen, kann man etwa 30 Minuten nach dem Einschlafen sanft in die Rückenlage drehen (Seite 77).

Mit Unterstützung ruhiger schlafen

Mit ganz einfachen Maßnahmen können Sie die Schlafumgebung Ihrem Kind so anpassen, dass es zur Ruhe kommen kann. Die Empfehlungen der Ärzte werden dabei berücksichtigt.

Je nach Liegeposition – Rücken-, Bauch- oder Seitenlage – brauchen Beine und Arme mehr oder weniger zusätzliche Unterstützung. Ist Ihr Kind entspannt, braucht es seine Muskeln nicht mehr für den ständigen Gewichtsausgleich. Die Muskeln stehen dann dafür zur Verfügung, wofür sie eigentlich da sind, nämlich die Atmung, das Schlafen oder die Verdauung zu regeln. Geben Sie Ihrem Kind eine kleine Unterstützung, wie in den folgenden Abschnitten gezeigt, dann wird es wahrscheinlich besser schlafen.

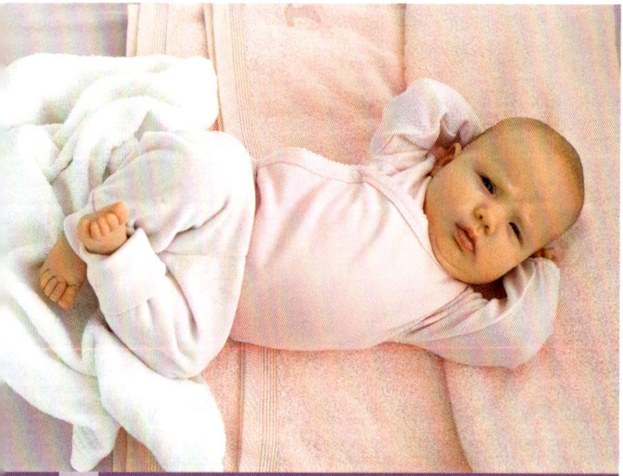

1

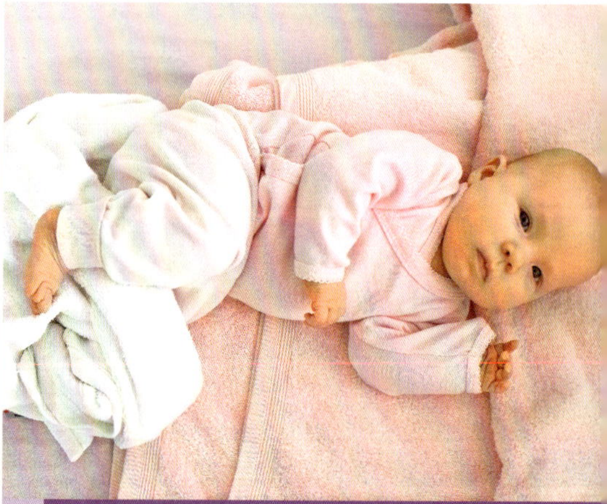

2

Rückenlage

Legen Sie Ihrem Baby ein in drei Stufen gefaltetes Handtuch unter, wie Sie es auf Bild 1 sehen: Durch diese Drei-Stufen-Lagerung kann das Gewicht des Babys vom schweren Kopf über den Brustkorb zum Po geleitet werden. Jeder dieser drei Körperteile liegt jeweils auf einer eigenen Stufe. So wird verhindert, dass zu viel Gewicht auf dem schweren Kopf bzw. dem Brustkorb liegt – das bereitet dem Baby nämlich Unbehagen und lässt es unruhig werden. Die Drei-Stufen-Lagerung unterstützt den Gewichtsverlauf innerhalb der Schwerkraft, sodass Ihr Kind ruhig liegen und das Gewicht insbesondere von den Beinchen individuell in ein »Handtuchhäufchen« abgeben kann.

TIPP

Achten Sie auch bei der Unterstützung durch ein Handtuch weiterhin darauf, dass Ihr Kind nicht von zu viel Material umgeben ist!

Seitenlage

Hier benötigt nur das obere Bein ein kleines Handtuchhäufchen, um Gewicht abgeben zu können. Eine Unterstützung im Rücken – hier durch das etwas geraffte Handtuch – verhindert das Zurückdrehen, Bild 2. Die Seitenlage ist eine Position, die für wache Phasen oder die Einschlafphase gut geeignet ist. Im wachen Zustand kann Ihr Kind schauen und mit seinen Händchen aktiv sein.

Der schwere Kopf wird entlastet – insbesondere der Hinterkopf, der in der Rückenlage besonders belastet ist. Sie können die Seiten von Mal zu Mal wechseln.
Ist Ihr Kind in dieser Position eingeschlafen, warten Sie eine Weile – idealerweise 30 Minuten, da es dann wahrscheinlich im Tiefschlaf angekommen ist – und drehen es langsam in die Rückenlage. Dabei legen Sie das Handtuchhäufchen dann zur Unterstützung unter beide Beine Ihres Kindes.

STUFENLAGERUNG
Letztlich kann man die Stufenlagerung bei Kindern jeden Alters einsetzen: bei Frühgeborenen, Neugeborenen, Säuglingen und körperlich behinderten oder kranken Kindern. Hat Ihr Kind oder auch ein Erwachsener zum Beispiel einen den Atem behindernden Infekt, ist diese Unterstützung hilfreich für den Schlaf. Es muss lediglich darauf geachtet werden, dass die Stufen dem Körper entsprechend hoch genug sind und dass es jeweils eine Stufe für Kopf, Brustkorb und Becken gibt.

Bauchlage

Es gibt verschiedene Möglichkeiten, ein Kind in Bauchlage zu unterstützen. Wie Sie Ihr Baby in den Wachphasen in der Bauchlage unterstützen können, sehen Sie auf den Seiten 67 und 68. Wenn Ihr Kind allerdings am liebsten in der Bauchlage einschläft, hilft wieder die Drei-Stufen-Lagerung, Bild 3. Hier legen Sie zusätzlich unter den Brustkorb eine Rolle diagonal (etwa eine Stoffwindel). Sie bringt Gewicht mehr auf eine Seite und macht die andere freier für Anpassungsbewegungen. Sobald Ihr Kind tief genug schläft – nach spätestens 30 Minuten –, drehen Sie es behutsam auf der Unterlage in die Rückenlage und geben den Beinchen wieder eine Unterstützung, wie in Bild 1. Ihr Kind ist beim sanften Drehen und dank der Unterstützung normalerweise kaum irritiert und schläft ruhig weiter.

3

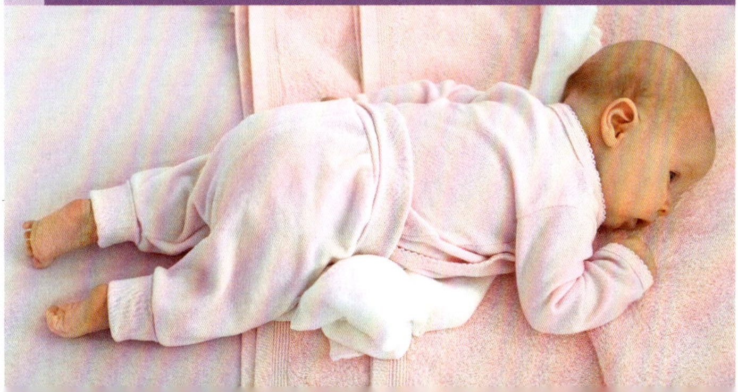

Der Autositz

Die angebotenen Autositze unterscheiden sich nicht nur in Design, Größe und Preis. Informieren Sie sich zum Beispiel beim ADAC (siehe Seite 123) über die tatsächliche Sicherheit dieser Sitze! Aus der Sicht von Kinaesthetics können Sie auf folgende Kriterien achten:

- Kann Ihr Kind gut sein Gewicht an die Sitzschale abgeben, oder liegt/sitzt es zu gekrümmt darin? Dann wird es schnell unruhig werden und schreien. Hier sind anfangs die separat angebotenen Neugeborenen-Einsätze hilfreich.
- Die Ärmchen sollten nicht herunterhängen, sondern auf beiden Seiten auf ein Stofftier oder ein kleines Kinderkissen Gewicht abgeben können. Ihr Kind kann sein Gewicht selbst besser kontrolliert bewegen.
- Bei etwas größeren Babys hängen die Beinchen manchmal leicht nach unten. Dieser Zug am Körper macht es dem Kind schwer, sich zu entspannen. Hier können Sie wieder ein flaches »Unterstützungshäufchen«, zum Beispiel mit einer Stoffwindel oder einem Kissen, bauen.

Unersetzbar für Autofahrten

Im Autositz ist Ihr Kind während der Autofahrt am sichersten untergebracht. Dazu gibt es keine Alternative. Daher ist der Sitz auch nicht bewegungsfreundlich, das Kind macht so gut wie keine individuellen Bewegungserfahrungen. Insbesondere Kinder, die zu Koliken neigen, bekommen deshalb bei langen Autofahrten Probleme. Der verklemmte Pups findet durch die parallele Ausrichtung des Körpers nur schwer seinen Weg nach draußen. Machen Sie bei langen Autofahrten lieber öfter kürzere Pausen, in denen Ihr Kind den Autositz verlassen darf, als wenige lange Pausen.

TIPP

Im Autositz ist das Kind eng fixiert, damit es während der Autofahrt sicher ist und nicht, weil es sich an diese beschränkende, bewegungsarme Umgebung anpassen soll.

Außerhalb des Autos lieber nicht

Benutzen Sie den Autositz nur für seine eigentliche Bestimmung. Leider werden in vielen Familien die Babys nicht mehr auf dem Arm von A nach B getragen, sondern im Autositz. Der Autositz wird sogar schon auf ein fahrbares Gestell montiert und ersetzt zum Teil den Kinderwagen. Man hebt den Sitz in den Einkaufswagen, stellt ihn im Café oder sogar in der Kindergruppe neben sich. Das tut keinem Babyrücken gut!

Die Kinder bekommen in der gesamten Zeit im Autositz kaum Bewegungsangebote und sind starr in einer Position fixiert. Während einer Autofahrt ist das wirklich wichtig. Diesen Platz aber als Schlafumgebung kennenzulernen ist außerhalb des Autos nicht günstig für Ihr Kind. Auch damit es angeblich einen besseren Überblick haben soll, kommt das Kind in den Sitz – sogar zu Hause, in der vertrauten Umgebung. Legen Sie Ihr Kind dort lieber auf eine warme, weiche Decke an einem schönen Platz in der Wohnung, wo es sich entfalten und ausdehnen kann.

Die Wippe

Spätestens mit dem dritten, vierten Monat betrachtet Ihr Kind immer aufmerksamer seine Umgebung. Am liebsten ist es in seinen Wachphasen an einem Ort, an dem das Leben stattfindet, zum Beispiel auf Ihrem Schoß. Es möchte auch gern an der gemeinsamen Familienmahlzeit teilnehmen. Auch dafür ist der Schoß eines Erwachsenen der beste Platz.

Viele Eltern kaufen zu diesem Zweck eine Babywippe als Sitz-Liege-Angebot für die Kleinen. Wenn Sie das in Erwägung ziehen, sollte auch wieder die Sicherheit an erster Stelle stehen. Informationen gibt es zum Beispiel bei Ökotest (siehe Seite 123).

Viele Wippen sind so gebaut, dass die Beinchen nach unten ins Leere hängen. Das ist für die Bewegungs- und damit Entwicklungsmöglichkeiten Ihres Kindes nicht nützlich. Sorgen Sie also dafür, dass an den Beinchen/Füßchen ein kleines Kissen liegt. Lassen Sie Ihr Kind nicht länger als etwa 15 Minuten in der Wippe liegen – reduzieren Sie die Aufenthalte zum Beispiel auf die Zeit, in der Sie mit Essen beschäftigt sind, und nehmen Sie Ihr Kind nach dem Essen auf den Schoß. Machen Sie sonst den Fußboden mit der Decke zu Ihrem gemeinsamen Freund. Wird Ihr Kind älter, kann es etwas länger sitzen bleiben.

WICHTIG

Lassen Sie Ihr Kind nie unbeaufsichtigt in einer Wippe sitzen. Auch die beste Wippe ist nicht hundertprozentig kippsicher, wenn Ihr Kind lebhaft wird.

Badehilfen: Badewanne oder -eimer?

Viele Babys lieben das Wasser: Es ist ihnen vertraut, sie fühlen sich darin in ihrem Element. Es gibt aber auch Babys, die schreien, wenn sie gebadet werden sollen. Die Ursachen dafür können unterschiedlich sein, zum Beispiel ganz pragmatisch:

- Das Kind ist müde und jetzt überfordert mit dieser komplexen Situation.
- Das Kind hat Hunger.

Subtilere Gründe können sein:

- Die Kinder reagieren darauf, dass Sie selbst angestrengt sind, denn es ist ja für alle aufregend, wenn das Baby zum ersten Mal ins Wasser soll. Die Kinder sind kleine Seismografen und nehmen jede Stimmungsschwankung wahr.
- Ihr Baby ist plötzlich ganz ohne Kleidung. Bis dahin war es warm angezogen und vielleicht noch in eine Decke eingekuschelt. Nun findet es sich ohne jegliche Begrenzung wieder und landet plötzlich im Wasser. Das Umschalten ist für viele Kinder zu schwer, die Anpassung so schnell nicht möglich.

Sanftes Baden

- Bieten Sie Ihrem Kind an, dass es mit langsamen Bewegungen vom Wickeltisch in die Wanne kommt.
- Begleiten Sie es mit einer beruhigenden Stimme – vielleicht mit einem lustigen Badelied.
- Achten Sie darauf, dass zuerst die Füßchen, dann der Po und dann der Brustkorb mit den Ärmchen ins Wasser tauchen – so, wie Sie selbst auch in die Wanne steigen würden. Bleiben Sie bei den langsamen Bewegungen.

TIPP

Manche Babys mögen es, wenn sie locker in eine Stoffwindel gehüllt werden, bevor sie sanft ins Wasser gleiten. Sie sind dann von einer dünnen Hülle umgeben, die ihnen Halt bieten kann. Löst sich die Hülle beim Baden, dann macht das gar nichts.

Welche Badehilfe für welchen Zweck?

Wenn Sie ein Bad mit Badewanne haben und selbst gern baden, dann brauchen Sie keine Badehilfe für Ihr Kind. Nehmen Sie Ihr Baby mit in die Wanne und genießen Sie das Kennenlernen im Wasser. Eine Wassertemperatur von 38 °C tut Ihnen beiden gut – ein Genuss für Ihr Kind und Sie selbst! Es ist hilfreich, wenn dann eine zweite Person da ist, die Ihnen das Kind abnimmt, abtrocknet und warm anzieht, während Sie selbst noch im warmen Wasser entspannen.

Die Babybadewanne

Der Klassiker ist die Babybadewanne. Machen Sie langsame Bewegungen wie oben beschrieben, während Sie Ihr Kind in die Wanne bringen. Erst die Füßchen, dann Po und dann Brustkorb. Achten Sie auf Folgendes:

- Legen Sie das Köpfchen in Ihre hohle Hand. Die andere Hand ist frei und kann jederzeit an das Kinn fassen, um zu stabilisieren. Dann kann Ihr Baby in Bewegung kommen, ohne dass das Köpfchen wegrutschen kann. Die Kleinen genießen es oft, wenn auch die Ohren mit unter Wasser sind – so erschließt sich ihnen eine eigene Klangwelt.
- Bieten Sie Ihrem Kind eine Begrenzung an den Füßen, indem Sie es an den Wannenrand unten bewegen.
- Es geht in erster Linie um Genuss! Fühlen Sie sich noch unsicher, müssen Sie Ihr Kind nicht in der Wanne waschen. So schmutzig ist es nicht.
- Ist das Bad beendet, dann nehmen Sie Ihr Kind heraus, wie es hineingekommen ist (siehe Bild rechts). Gehen Sie mit der Hand, die das Köpfchen hält, vom Kopf an den Rücken. Bewegen Sie Ihr Kind nach vorn, sodass Ihre freie Hand das Gewicht vom Brustkorb übernehmen kann. Die andere Hand übernimmt das Gewicht vom Po. So heben Sie Ihr Kind langsam aus dem Wasser und kuscheln es dann in ein vorgewärmtes Handtuch.

Eine Hand am Brustkorb, die andere wie ein Sitz am Becken – so heben Sie das Baby in die Badewanne und wieder heraus.

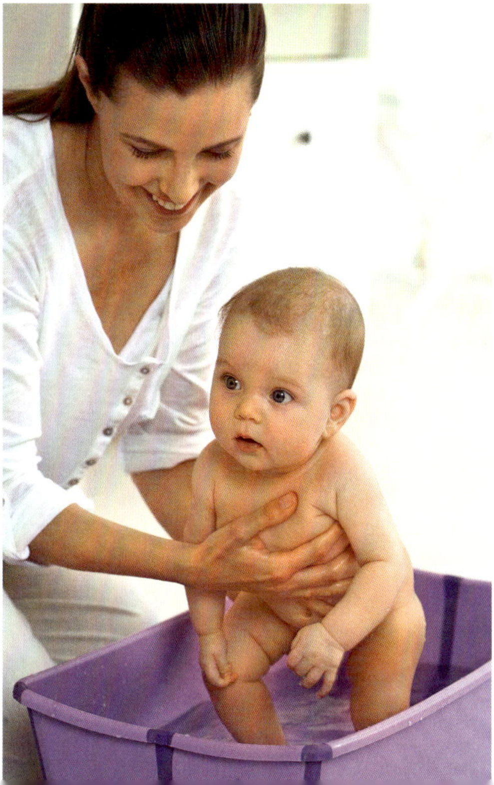

Der Badeeimer

Der Badeeimer ist vor Jahren von einem Vater entwickelt worden, der eine Umgebung für sein Kind schaffen wollte, die ihm vertraut ist. Der Eimer ist nicht zum Waschen des Kindes gedacht, da Sie beide Hände zur Unterstützung Ihres Kindes benötigen. Der Badeeimer schafft Lager – die einen sind sehr begeistert von den Möglichkeiten, die er ihren Kindern bietet, andere finden ihn zu umständlich. Dabei ist der Umgang mit dem Badeeimer gar nicht schwierig, wenn man sich einmal damit beschäftigt hat.
Die Idee des Eimers und den Wasserfüllgrad findet man auf der mitgelieferten Anleitung. Im Zweifel ist immer etwas mehr Wasser schöner für das Kind. Stellen Sie den Eimer immer auf einen rutschfesten Hocker oder Tisch, um den Sie im Zweifelsfall herumgehen können. So können Sie Ihrem Kind leicht folgen, wenn es sich im Eimer dreht. Die Kinder reagieren sehr unterschiedlich auf das Erlebnis im Badeeimer: Die einen werden sehr lebhaft und nutzen die Umgebung, um sich abzustoßen, zu ziehen, sich zu drehen und zu strecken oder zu beugen. Andere Kinder sind im Badeeimer völlig entspannt und staunen still – fast meint man, ihre Gedanken lesen zu können: Wo bin ich hier? Es fühlt sich fast so an wie in Mamas Bauch.

Wie kommt das Kind in den Eimer, und wie stütze ich es dort?

Wie schon an anderen Stellen beschrieben (siehe Seite 80/81), ist es hilfreich für Ihr Kind, wenn Sie seinen Brustkorb und sein Becken so unterstützen, dass es sein Gewicht über Ihre Hände abgeben kann. Es gleitet darüber langsam ins Wasser. Hier erfährt es den Auftrieb und Widerstand des Wassers. Ihre Hände rutschen dabei langsam nach oben. Nur noch die Finger Ihrer Hände unterstützen vorne am Kinn und hinten am Kopf (siehe Bild rechte Seite). Die knöchernen Stellen vorne und hinten am Kopf sind gute Kontaktpunkte, um Ihr Kind zu halten und ihm zu folgen, wenn es aktiv wird.

TIPP
Um mit dem Badeeimer vertraut zu werden, kann man zunächst mit einer Puppe oder einem Stofftier üben.

Wie kommt das Kind wieder aus dem Eimer?

Bei den ersten Badeerlebnissen ist auch hier eine zweite Person hilfreich, da diese Bewegung zunächst nicht so vertraut ist. Am

einfachsten ist es, wenn die zweite Person das Kind aus dem Eimer nimmt, so, wie es auch hineingekommen ist.
Ist man allein, bleibt der Zeigefinger am Kinn des Kindes, die anderen Finger wandern unter die Achselhöhlen des Kindes. Sie bringen jetzt das Gewicht vom Brustkorb auf die vordere Hand, während die rückwärtige Hand zum Becken wandert und hier Unterstützung anbietet. Das kennen Sie bereits. Jetzt ist es leicht, das Kind aus dem Wasser zu heben. Der Temperaturunterschied und die Schwerkraft machen es dem Kind manchmal nicht so leicht, sich wieder an die Umgebung außerhalb des Wassers anzupassen. Daher sind ein kuscheliges Handtuch und Ihre beruhigende Stimme hier besonders wichtig.

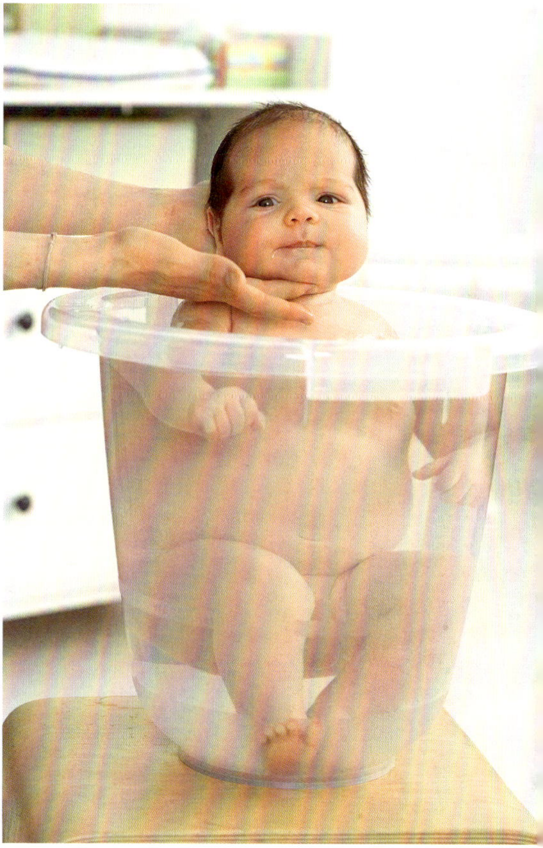

Die Enge im warmen Wasser des Badeeimers erinnert die Babys an die Zeit im Mutterleib vor der Geburt.

Kinderwagen

Wichtig sind für Ihr Kind weniger Design oder Preis des Kinderwagens, als dass die Räder ausreichend gefedert sind, damit es nicht zu viele Irritationen bei holprigem Untergrund erfährt. Hier würde es ständig mit erhöhter Muskelspannung reagieren und nur sehr schwer in den Schlaf oder die Ruhe finden.
Machen Sie eine Testfahrt mit Ihrem Wunschmodell auf verschiedenen Untergründen, bevor Sie es erwerben. Der Innenraum sollte geräumig und so gestaltet sein, dass Ihr Kind sich nicht zu sehr an eine vorgegebene Umgebung anpassen muss. Er sollte vielmehr die Möglichkeit für Varianten bieten. Hier ist die Umgebung genauso wichtig wie im Babybettchen. Nutzen Sie die Drei-Stufen-Lagerung mit dem »Handtuchhäufchen« unter den Beinen (siehe Seite 76/77). Dafür sollte genug Platz sein – auch dann noch, wenn Ihr Kind wächst.

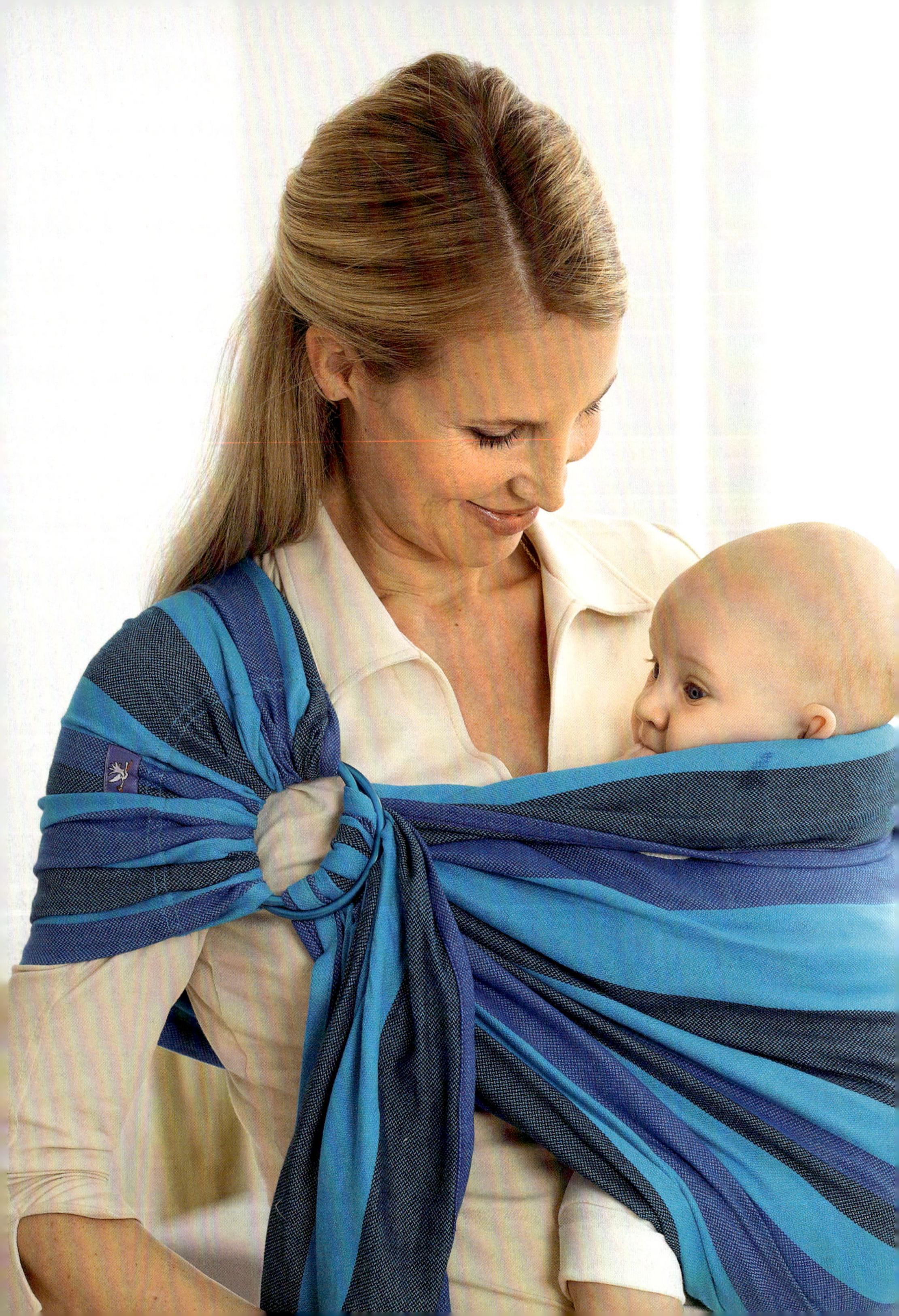

Tragen macht glücklich

Getragene Kinder sind zufriedener, schlafen besser und werden schneller selbstständig – in harmonischer Verbindung mit den Eltern.

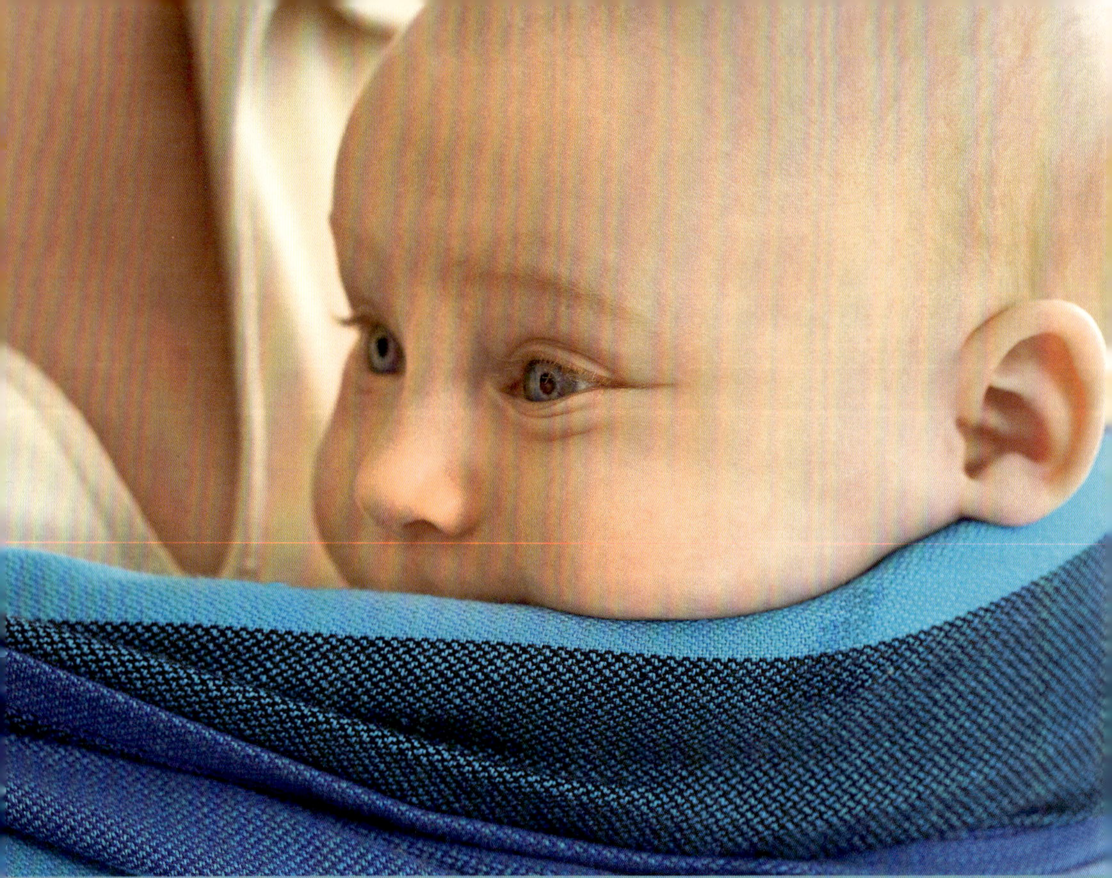

Tragen von Anfang an

Das Baby ist da. Es ist so klein und zart und kann seinen Kopf noch nicht halten. Eigentlich bräuchte man jetzt mindestens drei Hände, um das Baby gut zu stützen.

Jedes Baby hat eine eigene Persönlichkeit und sein eigenes Temperament, doch eine Vorliebe haben sie alle gemeinsam: Der liebste Ort ist Mamas Körper. Dort genießen sie es, den vertrauten Herzschlag zu hören, Mamas Duft zu riechen und sanft geschaukelt zu werden.

Richtig tragen – ab wann?

Am Anfang gönnen Sie sich so viel Ruhe wie möglich. Das Wochenbett ist eine kostbare Zeit für Sie und das Baby. Bleiben Sie solange es geht mit Ihrem Baby im Bett. Kuscheln, schlafen, dösen und einfach ausruhen – diese alte Tradition ist etwas verloren gegangen, doch in ihr steckt eine große Weisheit. Es ist die Zeit des Kennenlernens und Erholens.

Erst mal nur kuscheln

Das Wochenbett bietet einen geschützten Raum, der nur Ihnen und Ihrem Baby gehört. Hier baut sich ein starkes Band zwischen Ihnen beiden auf, das die Basis Ihrer Beziehung sein wird. Betrachten Sie Ihr Kind, nehmen Sie Ihr Kind dicht an sich heran, riechen Sie Ihr Kind, legen Sie es sich auf die nackte Haut. So entwickeln Sie ein starkes intuitives Gespür für Ihr Kind, das Ihnen in den kommenden Jahren dienen wird, wenn es um die vielen kleinen und großen Entscheidungen geht, die Sie mit Ihrem Kind meistern werden.

OXYTOCIN: BERUHIGT UND STÄRKT DIE BINDUNG

Oxytocin – das Wort erinnert uns an den Wehentropf. Es kommt aus dem Griechischen und bedeutet »schnelle, leichte Geburt«. Viele wissen, dass Oxytocin eine wichtige Bedeutung für das Stillen hat: Es löst den Milchspendereflex aus. Doch Oxytocin, Hormon und Neurotransmitter, kann noch mehr: Es fördert auch die Bindung. Während der Geburt wird das Gehirn von Mutter und Kind mit Oxytocin regelrecht geflutet und damit auf gegenseitige Liebe und Bindung eingestellt. Ein Trick der Natur – Oxytocin lässt die Anstrengungen der Geburt leichter vergessen. Wichtig ist nur noch das Kind und die Nähe zu ihm. Damit schenkt uns die Natur genau das, was wir uns nach der Geburt wünschen: Entspannung und Kuschelzeit mit dem Kind. Oxytocin können wir uns immer wieder abholen: durch Körperkontakt, am besten Haut auf Haut. Gönnen Sie sich diese intime Zeit mit Ihrem Baby. Unsere Haut ist unser größtes Organ und eng mit unserem Nervensystem verbunden. Direkter Hautkontakt führt zu Oxytocinausschüttung. Das erklärt, warum Körperkontakt beruhigt, entspannt und die gegenseitige Liebe stärkt.

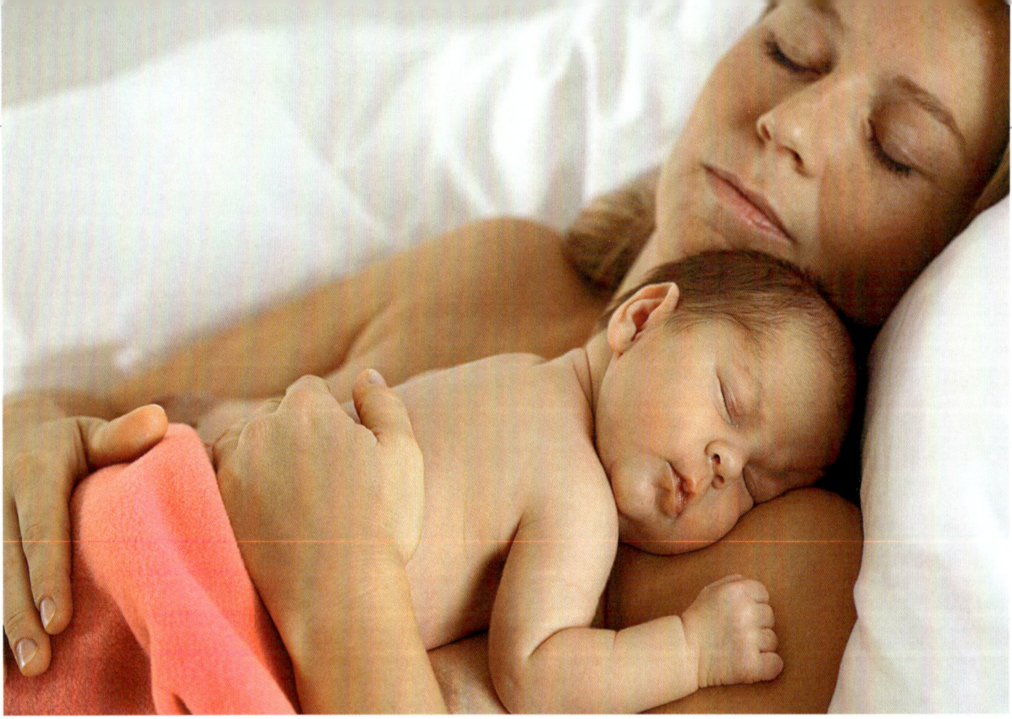

Haut auf Haut zu liegen tut dem Baby und der Mutter gut.

Wann immer Sie können, bieten Sie Ihrem Kind die Nähe zu Ihrem Körper an. Es wird Ihnen beiden guttun. Verteidigen Sie diese kostbare Zeit mit Ihrem Kind. Hier lohnt es sich zu kämpfen – dies ist Ihre Zeit, die Sie ein Leben lang nicht vergessen werden!

Jede Frau, die ein Kind geboren hat, wird Ihnen auch nach fünfzig Jahren noch Einzelheiten aus dieser ersten Zeit erzählen können. Warum? Weil diese Zeit eine prägende Wirkung hat. Es ist eine Zeit, die sich dehnt und irgendwie zeitlos wird. Machen Sie sich das Wochenbett zum Geschenk. Wenn Sie einen Stillstuhl oder einen Hängesitz haben, machen Sie es sich darin mit Ihrem Baby bequem. So bekommen Sie beide zusätzlich sanfte Bewegungsimpulse – ganz ohne Anstrengung.

Irgendwann kommt dann der Zeitpunkt, an dem Sie gemeinsam mit Ihrem Kind spazieren gehen wollen oder einen ersten Einkauf erledigen. Sie versuchen nun, Baby und Alltag miteinander zu verbinden. Da taucht die Frage auf, ab wann Sie Ihr Neugeborenes im Alltag mit sich tragen können. Die Antwort ist ganz einfach: Sobald Sie sich kräftig genug dafür fühlen und wenn Sie die richtige Bindetechnik fürs Tragetuch verwenden oder eine geeignete Tragehilfe mit Neugeborenen-Einsatz.

TIPP

Testen Sie die ungewohnte Situation im Tragetuch zunächst mit kleinen Spaziergängen und unternehmen Sie nicht gleich anstrengende Ausflüge. So lernen Sie, sich und Ihr Kind beim Tragen besser einzuschätzen.

Die vier wichtigsten Dinge beim Tragen

Damit Mutter und Kind sich beim Tragen wohlfühlen, gibt es eigentlich nur vier wichtige Grundsätze, die man beachten muss:

- Die Bindung des Tuchs muss so fest sein, dass das Kind vom Tragetuch gestützt wird und nicht in sich zusammensacken kann.
- Die Beine des Kindes müssen – auch wenn das Kind entspannt ist, also zum Beispiel schläft – in Hockstellung bleiben.
- Die Bindetechnik soll bequem sein für Mutter und Kind.
- Die Situation des Kindes beim Getragenwerden sollte zur Aufrechterhaltung der optimalen Körpertemperatur beitragen. Das Kind darf weder auskühlen noch überhitzen.

Fest gebunden – gut unterstützt

Für die ersten Lebenswochen werden nur Bindungen empfohlen, die am Kind festgezogen werden können, wie etwa die Wickelkreuztrage (siehe Seite 96–99) oder das Elastische Tragetuch (siehe Seite 100–103). Andere Bindetechniken sollten erst verwendet werden, wenn das Kind sein Köpfchen sicher halten kann.

Bis dahin können Sie das Köpfchen stabilisieren, indem Sie ein zusammengerolltes Moltontuch als Nackenstütze in das Tragetuch einarbeiten (siehe Seite 99, Bild 16). So ist der Kopf des Babys gut gehalten, er kann nicht unkontrolliert zur Seite baumeln. Dennoch ist er nicht fixiert. Ihr Baby kann also kleine Eigenbewegungen machen und ganz nebenher seine Halsmuskulatur aufbauen. Das erklärt auch, warum im Tragetuch getragene Kinder oftmals eher den Kopf alleine halten können als Kinder, die nur im Kinderwagen unterwegs sind.

Viele Mütter fragen, ob sie nicht einfach das Tuch über den Kopf des Neugeborenen ziehen können, um seinen Kopf zu stützen. Das empfiehlt sich nicht: Der Kopf des Babys sollte gestützt, aber nicht fixiert sein. Probieren Sie es selbst aus: Legen Sie eine Hand hinter Ihren eigenen Kopf und üben Sie festen Druck aus. Nun probieren Sie zu schlucken. Sie werden feststellen, dass dies ein sehr unangenehmes Gefühl ist, fast als müsste man ersticken. Ebenso fühlt es sich für Ihr Baby an, wenn Sie den Kopf so fixieren.

SCHAUKELN TUT GUT

Tragen ist bewegter Körperkontakt. Ein Schaukelstuhl oder ein Hängesitz bietet beides: Bewegung plus Körperkontakt. Genießen Sie die Bewegung gemeinsam mit Ihrem Kind!

Die Hockstellung

Warum es so wichtig ist, dass Ihr Kind im Tragetuch oder in der Tragehilfe immer in der Hockstellung sitzt, erklärt sich aus den körperlichen Gegebenheiten. Der Rücken eines Babys ist leicht gerundet, und die Hüftgelenke sind nach vorne orientiert. Genau diese natürliche Haltung, die wir schon beim Baby in Rückenlage beobachtet haben (siehe Seite 48), soll durch das Tragen unterstützt werden. Hängen die Beine herab, fällt das Kind in ein unphysiologisches Hohlkreuz.

Die Hüftgelenke nehmen durch die Anhock-Spreiz-Stellung ihre optimale Position ein. Der Oberschenkelkopf liegt mittig in der Pfanne. Durch die Bewegungsreize während des Tragens wird die Nachreifung der Hüftgelenke in idealer Weise unterstützt.

Bequemes Tragen für Mutter und Kind

Entscheidend für eine glückliche Tragebeziehung zwischen Ihnen und Ihrem Kind ist, dass Sie beide das Tragen als bequem empfinden. Sobald sich das Tragetuch oder die Tragehilfe nicht bequem anfühlt oder es nicht bequem für das Kind aussieht, sollten Sie diesem Gefühl nachgehen. Prüfen Sie zuerst Folgendes:

- Tragen Sie das Kind zu hoch oder zu tief? Bewährt hat sich hier die Kopf-Kuss-Höhe: Versuchen Sie, Ihr Kind auf den Kopf zu küssen. Ist das entspannt möglich, dann haben Sie die richtige Höhe getroffen (siehe Bild Seite 92).
- Ist die Bindung schön fest? Meist ist eine Bindung zu locker.
- Sind die Knie des Kindes auf Höhe seines Bauchnabels? Herunterhängende Beine verschieben die Haltung des Kindes. Beides – herunterhängende Beine oder eine zu lockere Bindung – verändert auch Ihre Haltung: Sie stellen dann keine Gewichtseinheit mehr mit Ihrem Kind dar, sondern das Kind hängt gewissermaßen an Ihnen. Ganz automatisch gleichen Sie das Gewicht des Kindes durch Ihre Haltung aus und lehnen sich nach hinten.
- Reicht das Material des Tragetuchs oder der Tragehilfe bis in die Kniekehlen des Kindes? Nur so wird die richtige Sitzhaltung optimal unterstützt.

> WICHTIG
> Die richtige Hockposition des Kindes ist einfach zu merken mit der Faustregel: Die Knie des Kindes befinden sich idealerweise auf Höhe seines Bauchnabels.

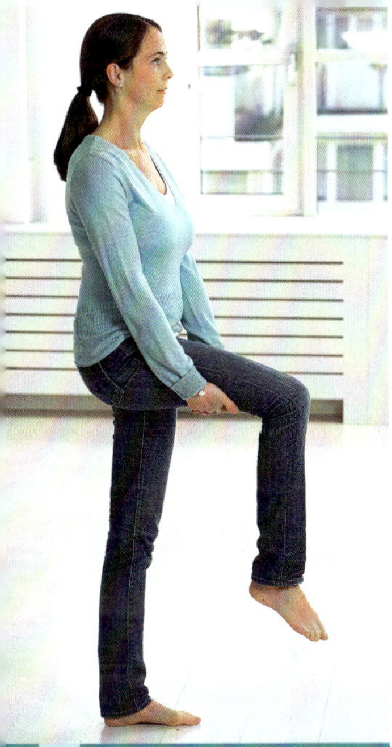
1

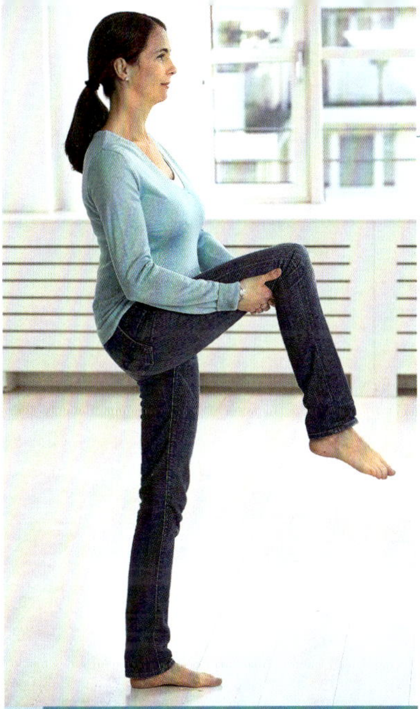
2

Den Unterschied können Sie ganz eindrucksvoll im Selbstversuch feststellen: Stellen Sie sich auf den Boden und heben Sie ein Bein an, sodass der Oberschenkel leicht nach oben zeigt und der Unterschenkel parallel zum Standbein Richtung Boden. Nun unterstützen Sie Ihr Bein mit beiden Händen in der Mitte des Oberschenkels (Bild 1) und bleiben kurz so stehen. Nun machen Sie die gleiche Übung noch einmal, unterstützen diesmal Ihr Bein aber mit beiden Händen in den Kniekehlen (Bild 2). Bemerken Sie den Unterschied? Die zweite Variante ist bequemer. Das Bein bleibt von selbst in der idealen Position und fühlt sich leichter an. Diesen Unterschied wird auch Ihr Kind spüren. Ganz nebenbei baut das Kind durch die Haltung noch ein eigenes Spannungsnetz auf und kann beim Tragen aktiv mithelfen.

- Damit Ihr Kind bequem sitzt, ist es auch hilfreich, seine Arme vor seine Brust zu nehmen. Das hat eine sehr günstige Auswirkung auf die Haltung Ihres Kindes. Probieren Sie es selbst aus: Setzen Sie sich auf einen Stuhl und lassen Sie zunächst die Arme nach unten hängen. Dann nehmen Sie Ihre Arme auf Brusthöhe. Ihre Haltung wird im zweiten Fall aufrechter sein mit einer besseren Muskelspannung.

WICHTIG

- Beine angehockt
- Kind auf Kopf-Kuss-Höhe
- Tuch schön fest gebunden
- Arme des Kindes vor der Brust platziert

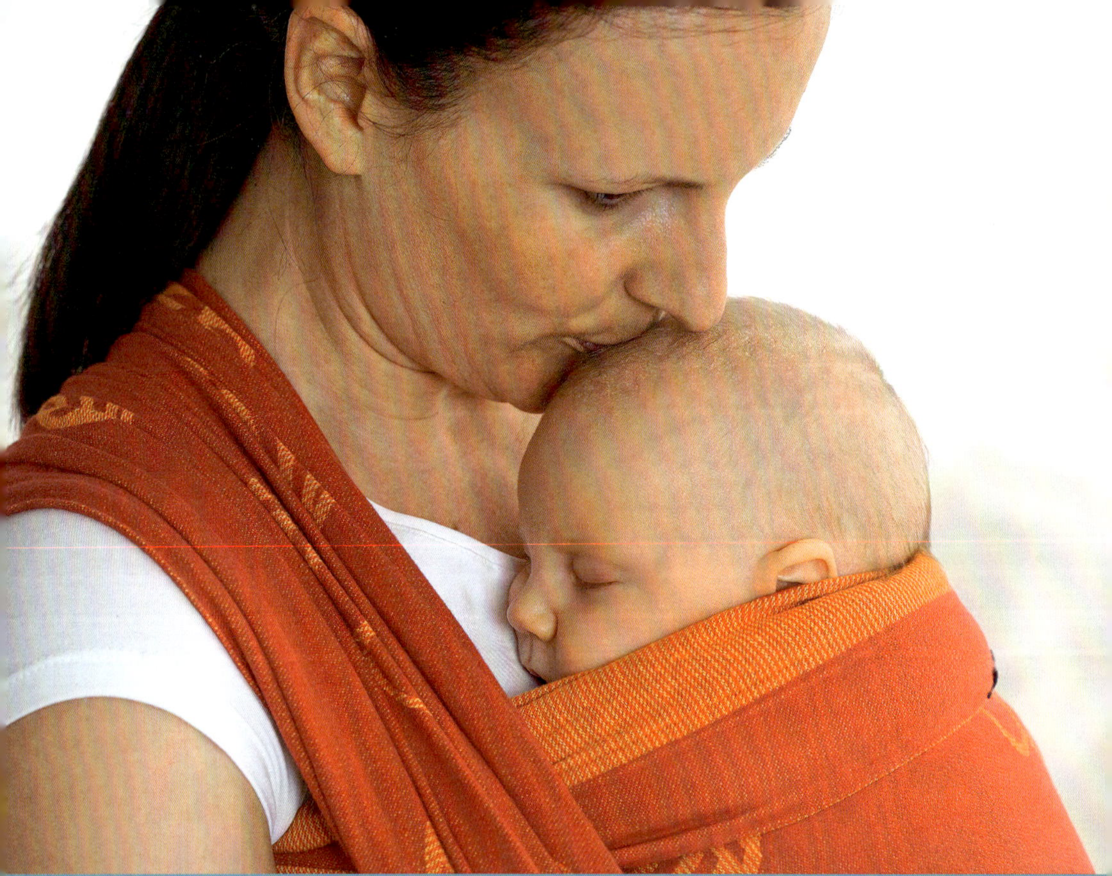

Tragetuch binden – Schritt für Schritt

Getragene Babys sind glückliche Babys – die meisten Kinder lieben es, eng verbunden mit Mama oder Papa die ersten Ausflüge in die Welt zu machen. Probieren Sie es aus und lassen Sie sich von einer Trageberaterin zeigen, welche Bindetechniken für Sie und Ihr Kind geeignet sind und wie man dabei vorgeht. Einige ausgewählte Bindetechniken zeigen wir Ihnen auf den nächsten Seiten – mit Schritt-für-Schritt-Anleitungen und Tipps aus der Praxis.

Gut vorbereitet ist Binden ganz einfach

Erfahrene Trageberaterinnen teilen die einzelnen Bindeschritte in drei Abschnitte ein. So lässt sich eine neue Bindetechnik leicht erlernen, da der Ablauf bei jeder Technik immer der gleiche ist.

Die drei Abschnitte des Tragetuchbindens

Beim Binden des Tragetuchs gibt es immer drei Abschnitte, die schon nach kurzer Zeit des Übens ganz automatisch ablaufen: Tuch vorbereiten – Kind ins Tuch – Bindung festigen. Und für den Moment nach dem Spaziergang, wenn Sie Ihr Baby wieder aus dem Tuch nehmen, gibt es ebenfalls Tricks, wie Ihnen das ganz leichtfällt.

Tuch vorbereiten

Achten Sie vor jedem Binden darauf, dass das Tuch nicht verdreht ist und das Material locker fällt. Legen Sie das Tuch ordentlich vor sich hin und suchen Sie zunächst die Mitte. Bereiten Sie dann nach der Schritt-für-Schritt-Anleitung das Tuch zunächst ohne Kind an Ihrem Körper so weit wie möglich vor.

Kind ins Tuch

Bei den meisten Bindetechniken nehmen Sie Ihr Kind dann über die Seite auf und legen sich Ihr Baby auf die Schulter. Von dort lassen Sie es sanft in das vorbereitete Tuch gleiten. Dabei stets das Köpfchen gut unterstützen. Achten Sie darauf, dass Sie Ihr Kind nicht zu weit über die Schulter legen, denn das ist ein sehr unsicheres Gefühl für das Baby. Werden wir unterhalb unserer Körpermitte hochgehoben, fühlen wir uns unsicher. Während sich die Körpermitte beim Erwachsenen in der Leistengegend befindet, liegt sie beim Neugeborenen – wegen des großen Kopfes – etwa auf Brusthöhe.

Bindung festigen

Das ist der dritte Schritt – danach sitzt Ihr Baby fest im Tuch, und Sie haben die Hände frei. Das Festigen der Bindung erfolgt bei jeder Bindetechnik etwas anders, einige kleine Tricks machen es immer leichter: Versuchen Sie vor allem, die Reibungsflächen zwi-

TIPP

Wenn Sie mit dem Tragetuch tragen wollen, verwenden Sie bitte nur eigens dafür gedachte Babytragetücher. Sie sind fest, gleichzeitig diagonal elastisch und schadstoffgetestet.

schen den unterschiedlichen Materialien von Kleidung und Tuch aufzuheben, indem Sie einfach das Kind anheben. Schauen Sie sich an, wie das Material verläuft, und folgen Sie beim Festigen dem Fluss des Materials.

Wie kommt das Kind aus dem Tuch?

Die wichtigste Regel beherzigen Sie wahrscheinlich ganz automatisch: Eine Hand gehört dem Kind. Sobald Sie beginnen, das Tuch zu lösen, halten Sie das Kind mit einer Hand dicht an Ihrem Körper.

Der flache Knoten – schön bequem

Der flache Knoten lässt sich genauso schnell knüpfen wie ein »normaler« Knoten, aber er drückt nicht und ist beim Tragen viel angenehmer. Mit dem zweifarbigen Knotenlerntuch, das viele Trageberaterinnen einsetzen, und der Froschgeschichte ist er schnell erlernt:

1 › Legen Sie sich das Tuch so über die rechte Schulter, dass die Tuchmitte auf dem höchsten Punkt liegt und – beim Lerntuch – die grüne Hälfte nach vorne hängt.

2 › Fassen Sie die beiden Hälften des Tuchs auf der Höhe Ihres linken Beckenkamms mit der rechten Hand. Dabei liegt die vordere – hier die grüne – Tuchhälfte unter der hinteren (»der Frosch kriecht unter dem Zaun durch«).

1

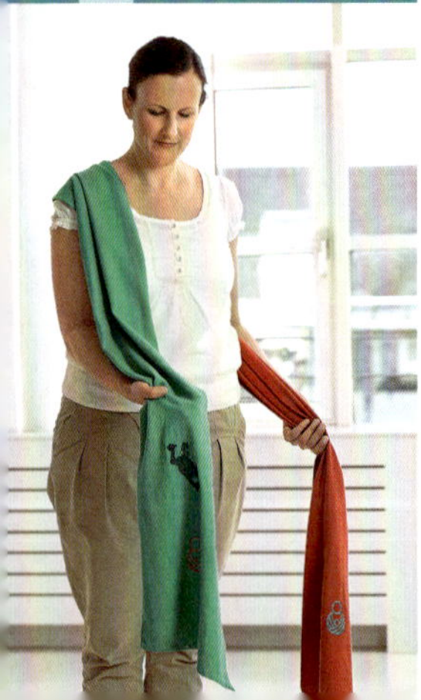

2

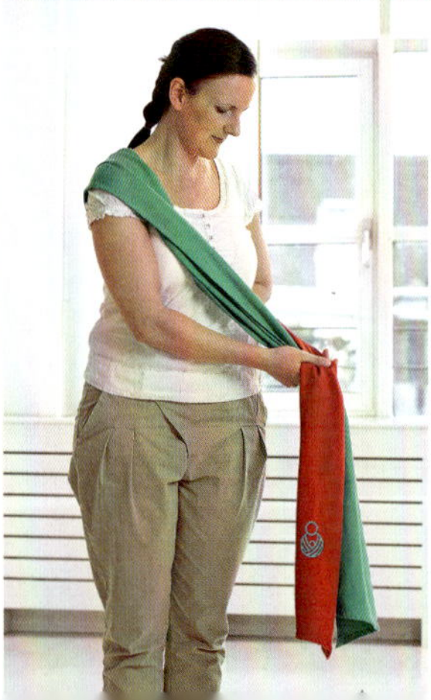

3

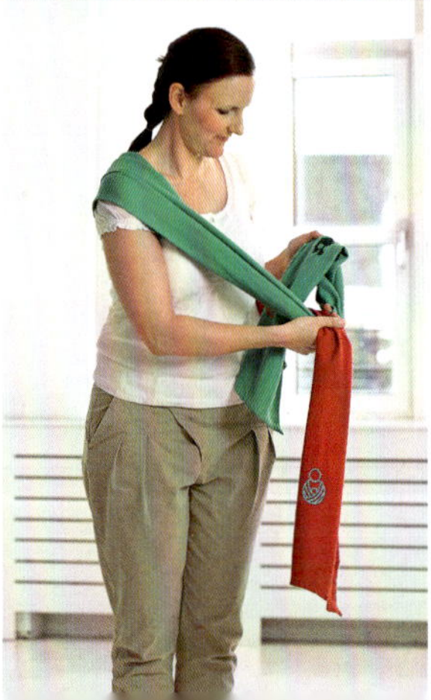

4

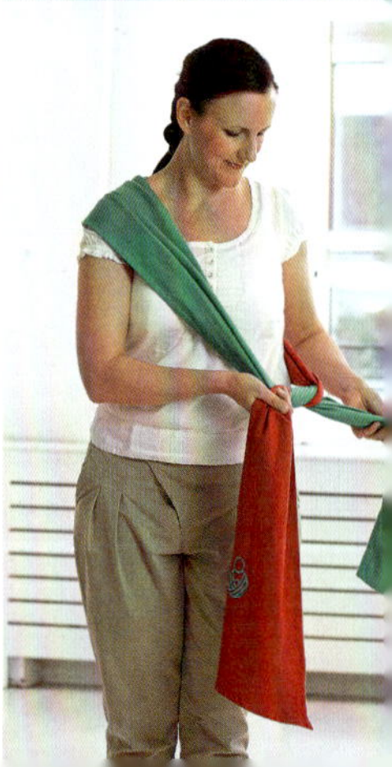

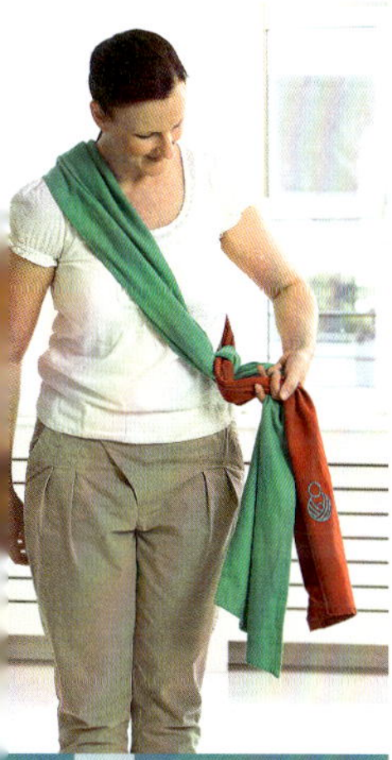

5

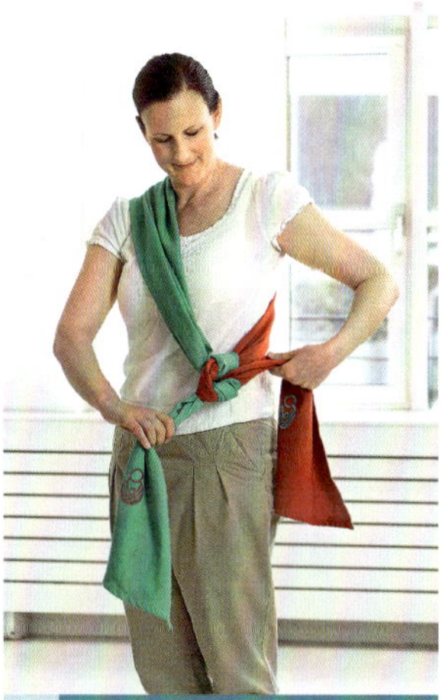

6

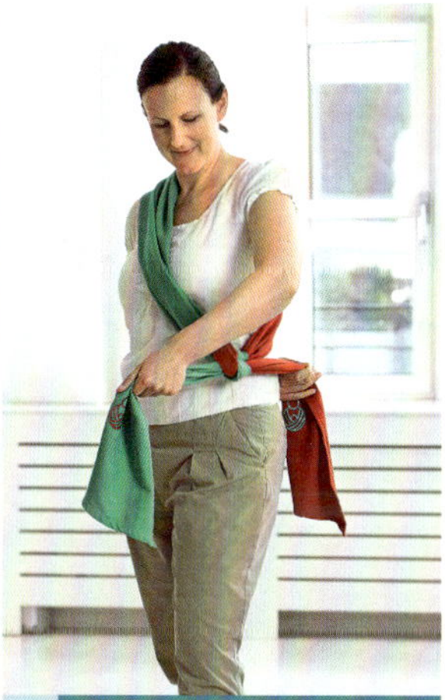

7

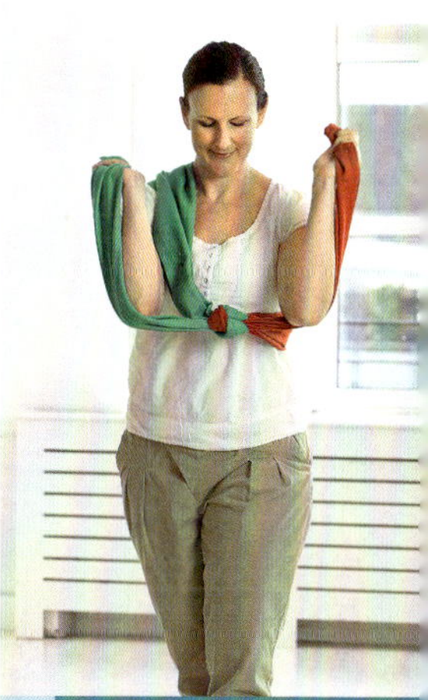

8

3 › Die rechte Hand hält die beiden Tuchhälften zusammen, wäheven die linke Hand das Ende der unteren, grünen Tuchhälfte nach innen schlingt – einmal um die rote Hälfte herum (»der Frosch springt in den Teich«).

4 › Die Tuchhälften in jeweils einer Hand halten und das Tuch auf Beckenkammhöhe etwas straffziehen.

5 › Die grüne Tuchhälfte wieder unter die rote legen … (»der Frosch hat so viel Spaß, dass er noch einmal unter dem Zaun durchkriecht«)

6 › … und noch einmal um die rote nach innen schlingen – zu einer zweiten Schlinge, also der zweiten Hälfte des Knotens unterhalb der ersten (»der Frosch springt noch einmal in den Teich«). Knoten mit beiden Händen etwas festziehen.

7 › Zum Festigen und Fertigstellen des Knotens die Beine in Schrittstellung bringen. Das schont den Beckenboden. Das eine Ende des Tuchs waagrecht nach vorn, das andere nach hinten ziehen.

8 › Oder die Enden des Tuchs über die angewinkelten Ellbogen mit den Händen nach oben festziehen.

Beliebt für den Anfang: die Wickelkreuztrage

Mit der Wickelkreuztrage können Sie Ihr Kind von Geburt an fest gestützt aufrecht vor der Brust tragen. Wirbelsäule und Köpfchen werden durch drei Tuchbahnen hervorragend unterstützt, wobei eine Tuchbahn quer über den Rücken und zwei Tuchbahnen von oben nach unten verlaufen.

Tuch vorbereiten

1 › Finden Sie zunächst die Mitte des Tuchs. Bei vielen Babytragetüchern ist sie extra gekennzeichnet.

2 › Halten Sie das Tuch vor sich leicht auf Spannung, während Sie es mit den Fingern bis zur Hälfte der Breite raffen.

› Legen Sie sich das geraffte Tuch nun wie eine Halbschürze vor den Bauch und führen Sie die Oberkanten nach hinten.

› Halten Sie mit der rechten Hand beide Tuchbahnen hinter sich.

› Der Zeigefinger teilt die Bahnen. Greifen Sie mit der linken Hand von unten her unter die linke Tuchbahn und nehmen Sie die Oberkante der rechten Tuchbahn in die Hand.

› Die rechte Hand greift die Oberkante der linken Tuchbahn. Beide Bahnen sind nun hinten über dem Po gekreuzt.

3 › Führen Sie Ihre Hände, mit jeweils einer Tuchbahn-Oberkante in der Hand, neben dem Körper weit nach vorne und holen Sie sich die Tuchbahnen locker auf die Schultern.

1

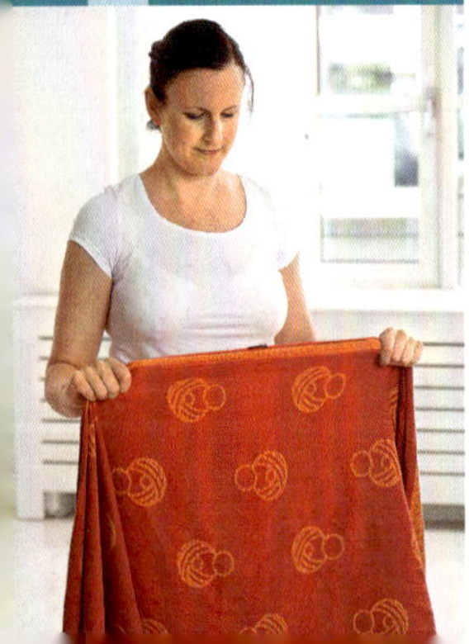

2

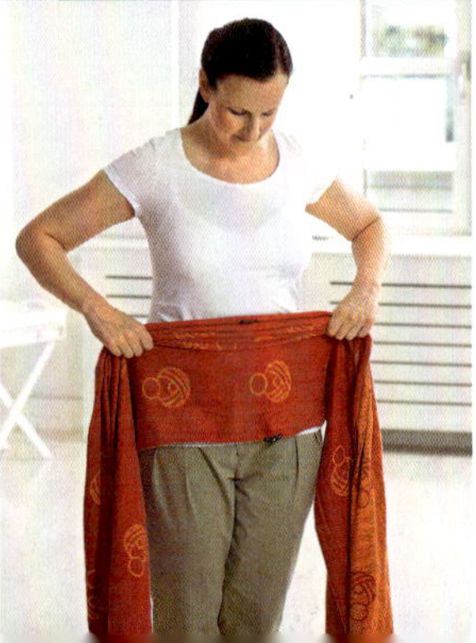

3

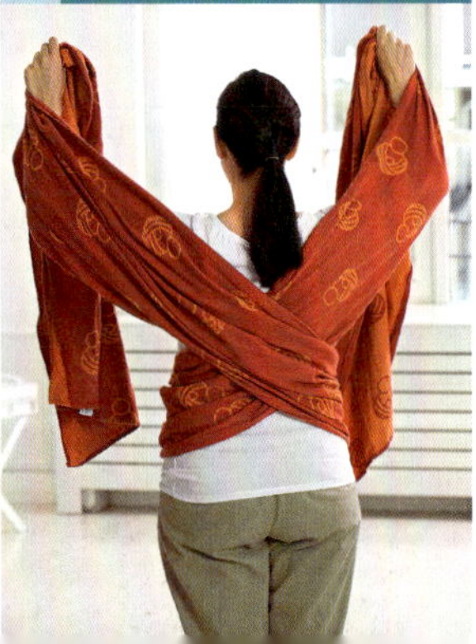

4

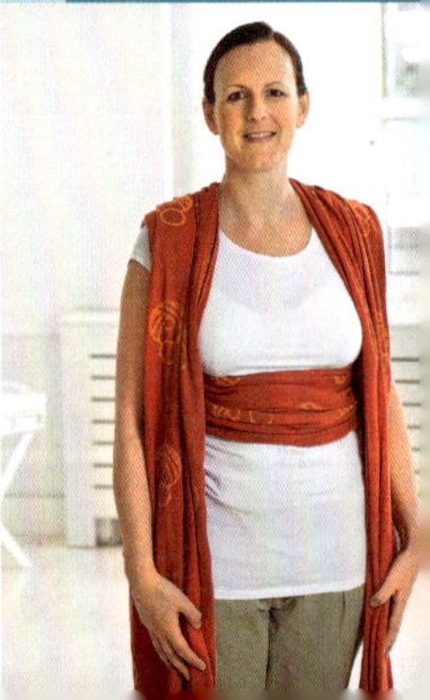

› Beugen Sie sich eventuell etwas nach hinten und schütteln Sie die Tuchbahnen aus.

4 › Legen Sie die Tuchbahnen auf Ihren Schultern ab. Die Kanten sollen nicht eingerollt sein, das Tuchkreuz liegt glatt auf dem Rücken auf – hier hilft ein Blick in den Spiegel.

› Die ehemalige Halbschürze vor dem Bauch nun durch Ziehen an den entsprechenden Kanten der Tuchbahnen vor Ihrem Bauch körpernah einstellen – dieser Tuchteil ergibt dann das »Körbchen« für Ihr Baby.

Kind ins Tuch

5 › Nehmen Sie Ihr Kind über die Seite auf und legen Sie es auf Ihre Schulter. Stützen Sie mit einer Hand Ihr Kind und öffnen Sie mit der anderen das Körbchen vor Ihrem Bauch.

› Lassen Sie Ihr Baby langsam ins Körbchen gleiten.

6 › Holen Sie die Füßchen heraus und hocken Sie das Baby in der Hockstellung an. Mit einer Hand den Po des Kindes unterstützen.

› Ziehen Sie nun mit der freien Hand mit raffenden Bewegungen das Tuchmaterial nach oben und hüllen Sie das Baby gleichmäßig ein.

7 › Formen Sie einen tiefen Sitz für Ihr Kind und schieben Sie die untere Tuchkante zwischen sich und dem Baby nach oben.

8 › Geben Sie Ihrem Kind einen Kuss auf den Kopf. Gelingt dies ohne Anstrengung, sitzt Ihr Kind in der richtigen Höhe.

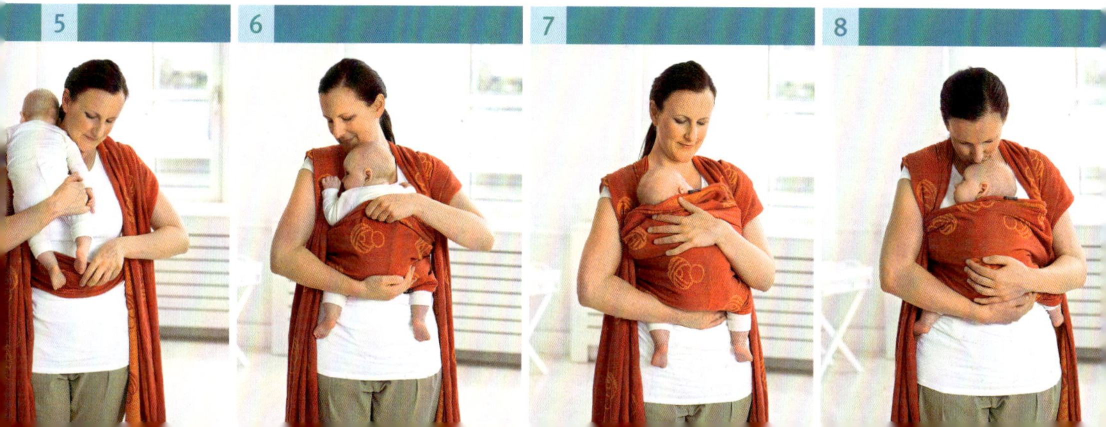

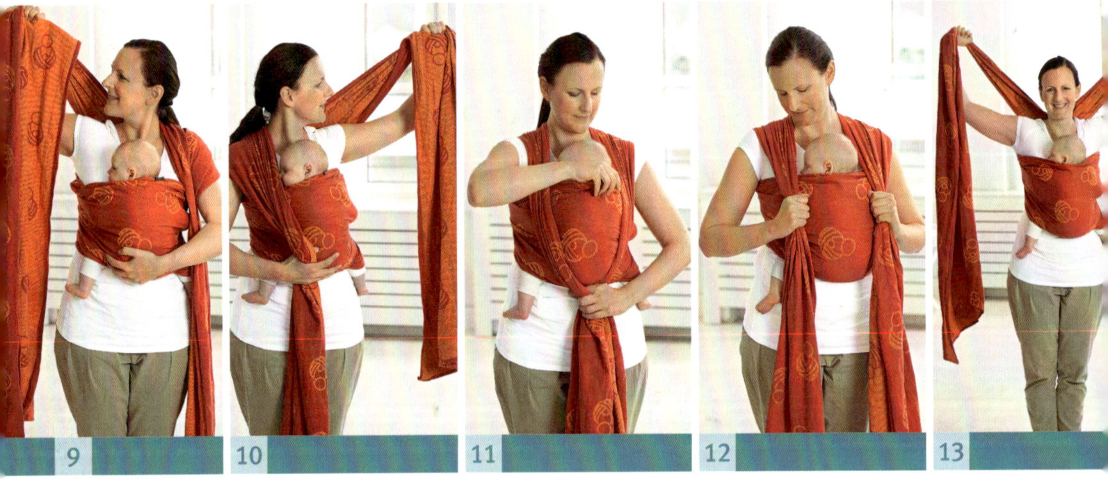

Bindung festigen

9 › Während Sie mit einer Hand den Po Ihres Kindes weiterhin unterstützen, ziehen Sie mit der anderen Hand die untere Tuchbahn schräg nach oben straff. Das Kind dabei etwas anheben.

10 › Die eben festgezogene Tuchbahn mit der Hand halten, mit der gleichen Hand das Baby unterstützen.

› Nun die oben liegende Tuchbahn auf der anderen Seite straffen, dabei den Po des Babys etwas anheben.

11 › Fassen Sie beide Tuchbahnen unter dem Po des Kindes mit einer Hand fest zusammen.

› Wenn das Tuch auf dem Rücken des Babys Falten geworfen hat, wandern Sie mit Ihrer freien Hand hinter dem Rücken Ihres Kindes an der Oberkante des Tuchs entlang und holen die Falten aus dem Tuch.

12 › Mit den Händen auf Schulterhöhe des Kindes das straffgezogene Tuch fassen.

13 › Ein Trick strafft nun das Tuch wie von selbst: Machen Sie einen Hula-Schwung mit der Hüfte, während Sie das Tuch weiter festhalten – und alles sitzt!

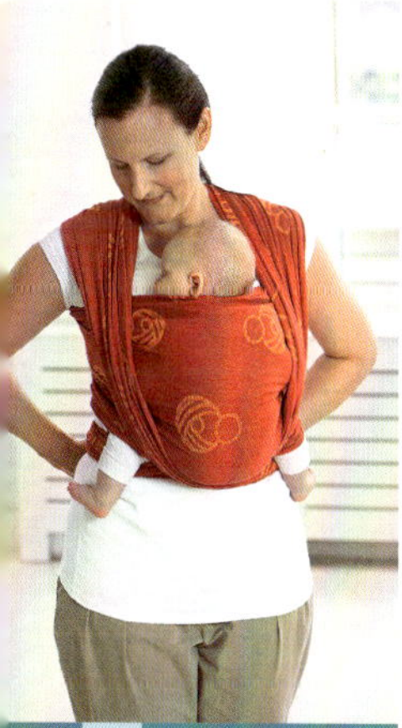

14

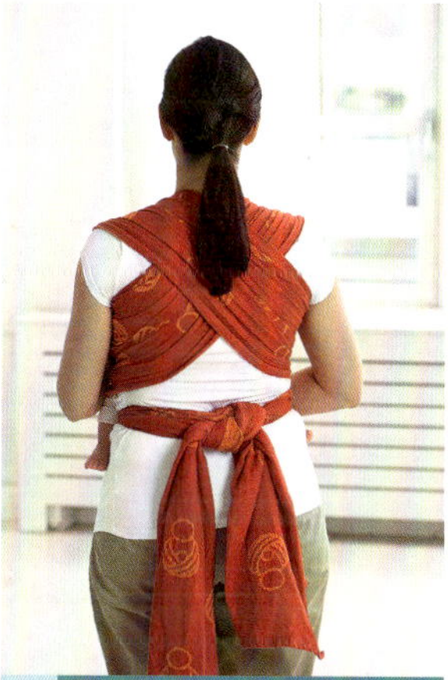

15

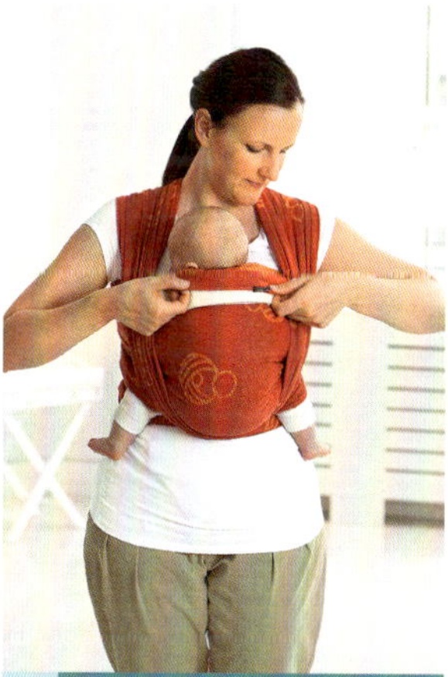

16

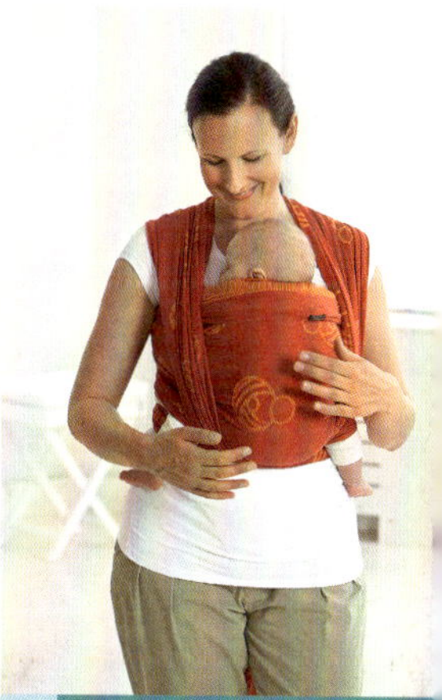

17

› Führen Sie die Tuchbahnen über Ihre Schultern nach vorn, an den Seiten links und rechts des Babys nach unten – wie Hosenträger.

14 › Das Tuch unter dem Po des Babys kreuzen und unter den Beinchen des Babys nach hinten führen. Achten Sie darauf, dass das Tuch jeweils wirklich unter den Beinchen verläuft, und schnüren Sie nicht versehentlich ein Beinchen fest.

15 › Verknoten Sie das Tuch hinter Ihrem Rücken mit einem Knoten.

16 › Solange Ihr Kind sein Köpfchen noch nicht selbstständig halten kann, unterstützen Sie es mit einem Moltontuch, das Sie ins Nackenmaterial einrollen.

17 › Fertig!

Wie kommt das Kind aus dem Tuch?

› Wenn Sie Ihr Kind wieder ablegen wollen, den Knoten öffnen und die Bindung lösen. Dabei immer mit einer Hand das Kind dicht am Körper halten.

› Bei Matschwetter oder wenn es schnell gehen muss, einfach aus den »Hosenträgern« schlüpfen und das Tuchmaterial hinter dem Rücken des Kindes nach unten rollen.

Liebevoll eingehüllt mit dem Elastischen Tragetuch

Neben den gewebten Tragetüchern gibt es noch das Elastische Tragetuch aus einem gestrickten Material. Es eignet sich besonders zum Tragen von Neugeborenen in den ersten Wochen, weil es sich besonders weich anschmiegt.

Tuch vorbereiten

1

- Finden Sie zunächst die Mitte des Tuchs. Bei vielen Babytragetüchern ist sie extra gekennzeichnet.
- Legen Sie sich die Oberkante des Tuchs oberhalb der Brust auf und fassen Sie beide Oberkanten des Tuchs mit den Händen.
- Führen Sie jede Tuchhälfte seitlich an Ihrem Körper vorbei nach hinten.
- Halten Sie mit der rechten Hand beide Tuchbahnen hinter sich in der Hand.
- Der Zeigefinger teilt die Bahnen. Greifen Sie mit der linken Hand von unten her unter die linke Tuchbahn und nehmen Sie die Oberkante der rechten Tuchbahn in die Hand.
- Die rechte Hand greift die Oberkante der linken Tuchbahn. Beide Bahnen sind nun hinten über dem Po gekreuzt.

1

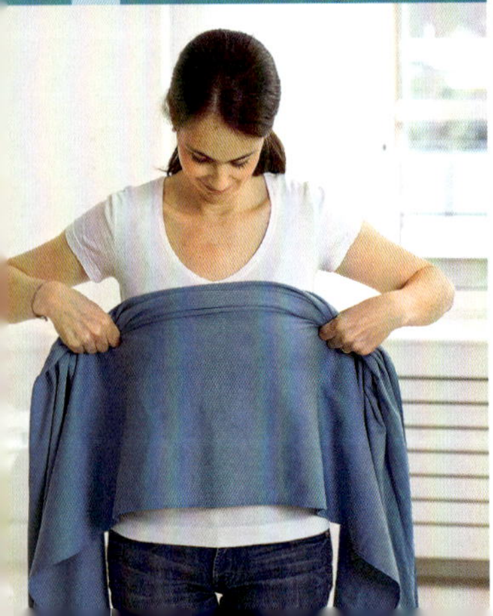

2

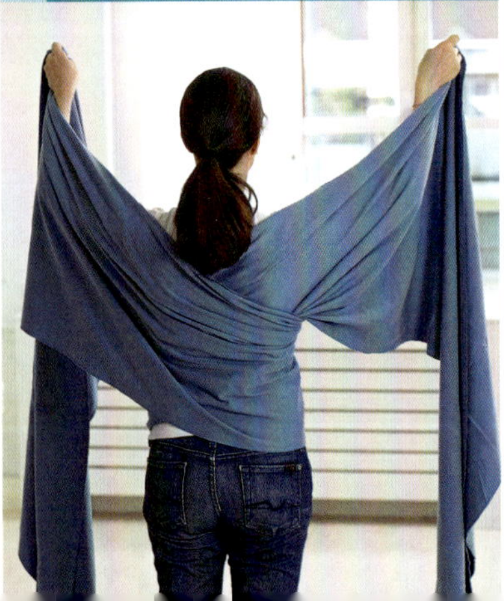

3

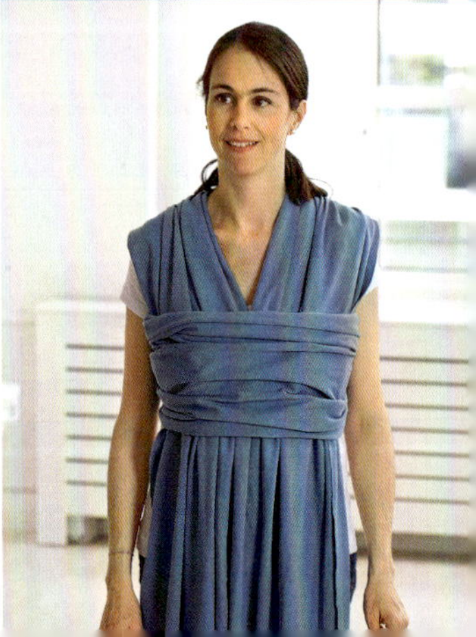

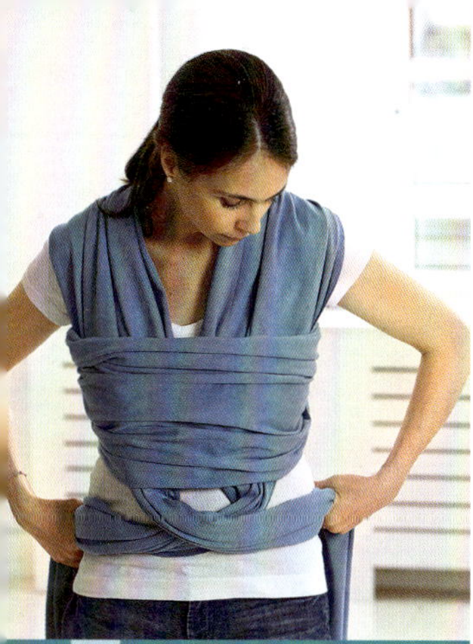

4

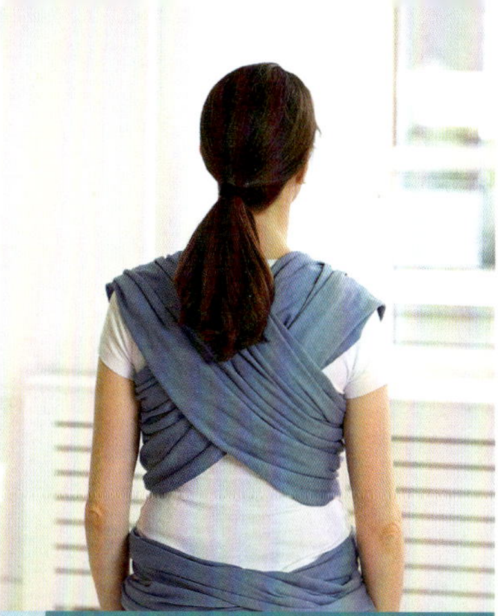

5

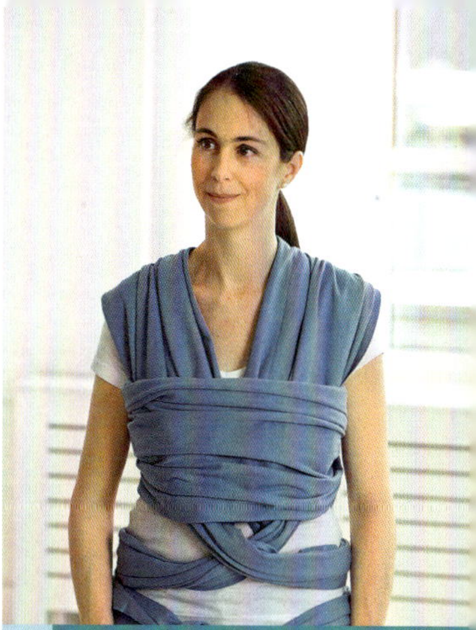

6

2 › Führen Sie Ihre Hände, mit jeweils einer Tuchbahn-Oberkante in der Hand, neben dem Körper weit nach vorne oben.

› Beugen Sie sich eventuell etwas nach hinten und schütteln Sie die Tuchbahnen aus.

› Legen Sie die Tuchbahnen auf Ihren Schultern ab. Die Kanten sollen nicht eingerollt sein, das Tuchkreuz liegt glatt auf dem Rücken auf.

3 › Stecken Sie die beiden Tuchbahnen, die von hinten kommen, unter der Bahn, die quer über die Brust verläuft, durch.

› Ziehen Sie mit beiden Händen im Nacken die Tuchbahnen fest, ebenso mit beiden Händen unterhalb der Brust nach unten ziehen.

4 › Fassen Sie jede Tuchbahn mit einer Hand und kreuzen Sie sie auf Bauchnabelhöhe.

5 › Führen Sie die Enden nach hinten, überkreuzen Sie sie dort und führen sie wieder nach vorne.

6 › Verknoten Sie die Enden vor dem Körper mit einem Knoten.

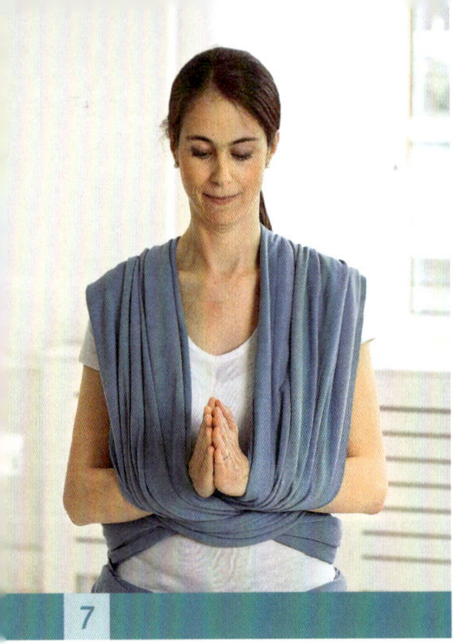

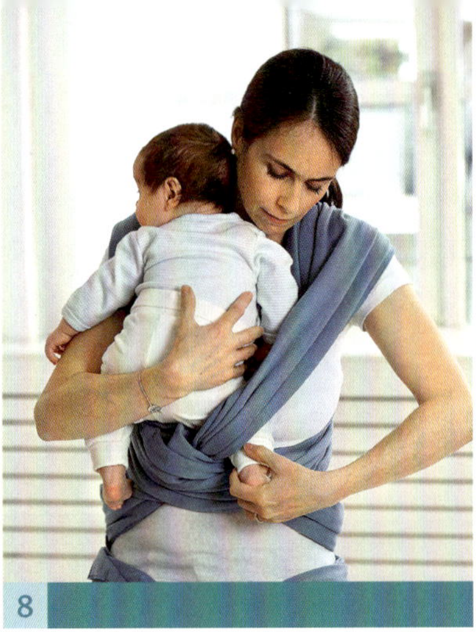

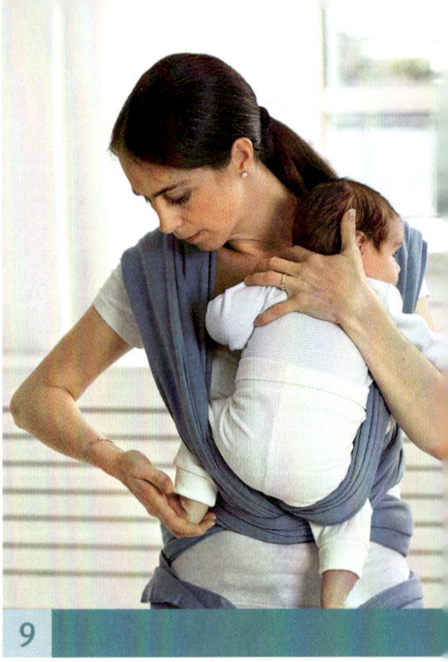

7

- Ziehen Sie die vor der Brust verlaufende Schärpe nach unten.
- Greifen Sie unter den seitlichen Tuchbahnen durch und führen Sie Ihre Handflächen vor dem Körper zusammen (»betende Hände«). Damit öffnen Sie das Kreuz der Tuchbahnen.

Kind ins Tuch

8

- Nehmen Sie Ihr Kind über die Seite auf und legen Sie es auf Ihre Schulter.
- Stützen Sie mit einer Hand Ihr Kind und öffnen Sie mit der anderen die eine Seite des Tuchs.
- Lassen Sie Ihr Baby langsam mit einem Fuß hineingleiten.

9

- Nehmen Sie nun das Baby auf die andere Schulter, öffnen Sie die andere Seite und lassen den zweiten Fuß hineingleiten.

10

- Greifen Sie nun zunächst unter dem einen Tuchstrang durch und legen Sie den Tuchstrang auf die Mitte des Babyrückens.
- Fassen Sie den Tuchstrang mit beiden Händen, die Daumen jeweils innen (»Daumenkussgriff«), und fächern Sie das Tuchmaterial gleichmäßig von der Schulter über den Rücken bis in die Kniekehlen des Babys auf.

11 › Legen Sie nun den anderen Tuchstrang auf die Mitte des Babyrückens und fächern Sie das Tuchmaterial genauso gleichmäßig von der Schulter über den Rücken bis in die Kniekehlen Ihres Babys auf.

Bindung festigen

12 › Holen Sie nun die Schärpe wieder von unten nach oben und ziehen Sie das Tuchmaterial über den Rücken Ihres Kindes. Es ist nun mit zwei kreuzweise und einer quer über den Rücken verlaufenden Bahnen gestützt.

› Greifen Sie mit beiden Händen jeweils die Tuchbahnen, die neben Ihrem Nacken verlaufen, ziehen Sie daran und straffen so das Material nach.

› Fächern Sie die Außenkanten dieser beiden Tuchbahnen über Ihre Schultern auf.

Wie kommt das Kind aus dem Tuch?

› Schieben Sie die Schärpe hinter dem Rücken Ihres Kindes nach unten und ziehen Sie die Kreuzbahnen hinter dem Rücken Ihres Kindes zur Seite, sodass der Rücken frei ist. Dann nehmen Sie das Baby aus dem Trägerkreuz heraus.

10

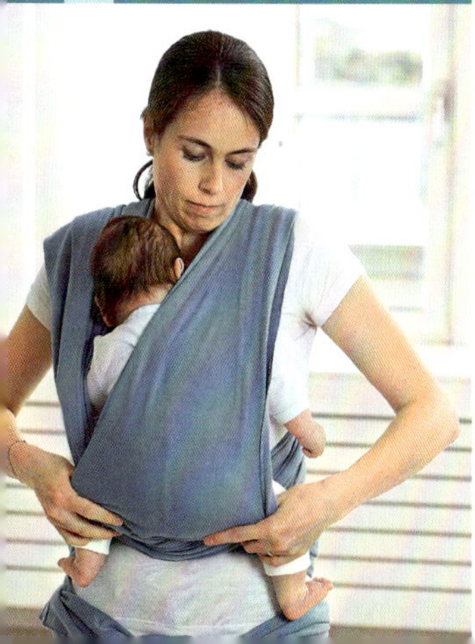

11

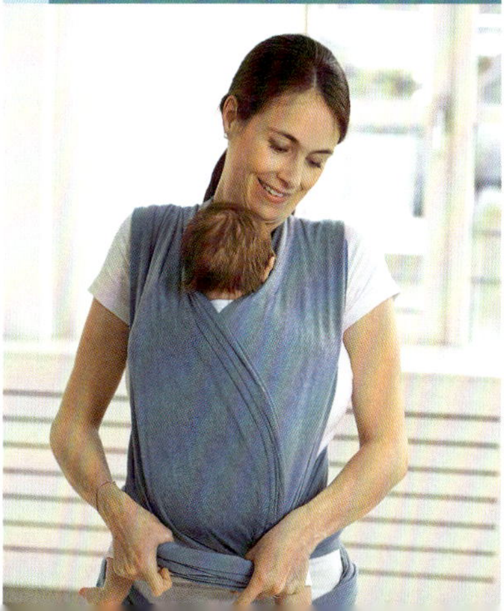

12

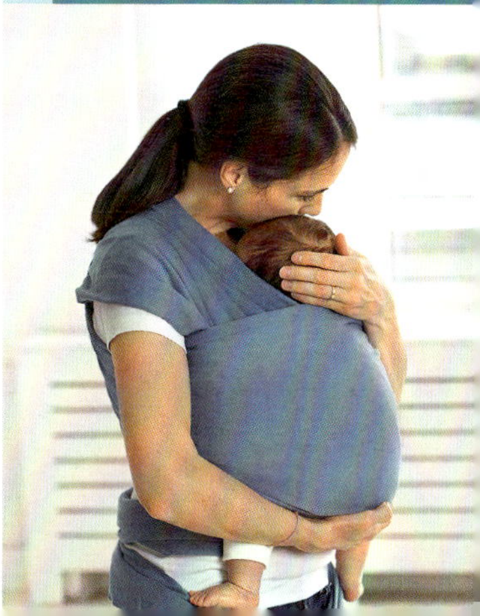

Der genial praktische RingSling

Der RingSling besteht aus einem Tragetuch, das an einem Ende in zwei Ringen befestigt ist. Er eignet sich für den Hüftsitz. Mit etwas Übung sitzt das Baby im Handumdrehen fest im Tuch, ohne dass das Tuch gebunden werden muss.

Tuch vorbereiten

TIPP
Den RingSling können Sie auf der linken oder rechten Hüfte tragen – wie es für Sie bequemer ist.

› Breiten Sie den RingSling vor sich aus, die Innenseite zeigt nach oben.

› Legen Sie die Unterkante in kleine Falten und führen Sie sie durch beide Ringe durch.

› Messen Sie die Distanz Schulter – Beckenkamm und klappen Sie dann die beiden Ringe auseinander.

› Fädeln Sie die in Falten gelegte Unterkante über dem ersten und unter dem zweiten Ring entlang.

1 › Öffnen Sie die Ringe und holen Sie das Tuch etwas heraus. Raffen Sie es mit beiden Händen etwas auf.

› Wenn Sie Ihr Kind auf der linken Hüfte tragen wollen, nehmen Sie den RingSling in die linke Hand, sodass Ringe und Tuch-

1

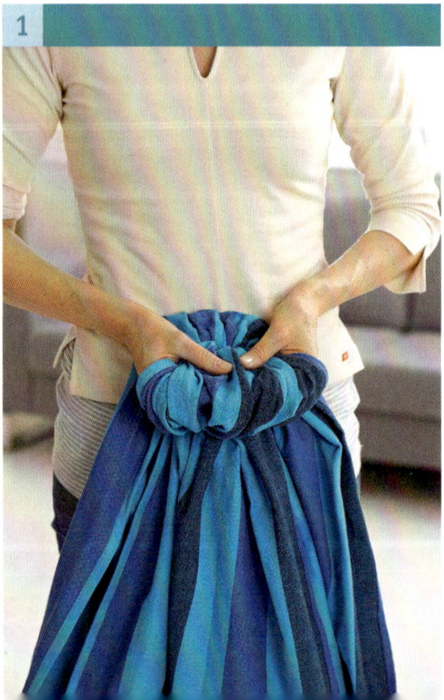

2

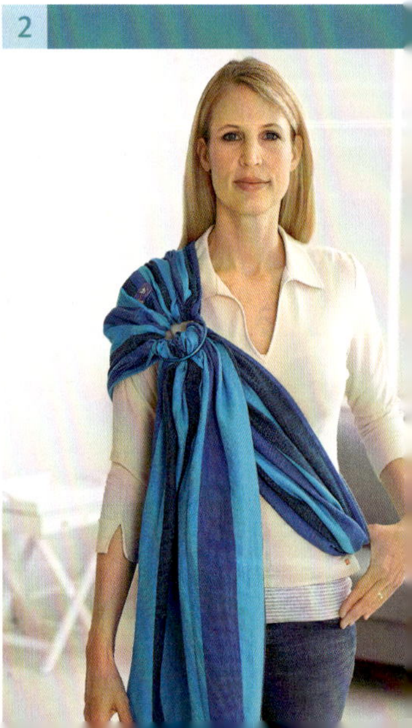

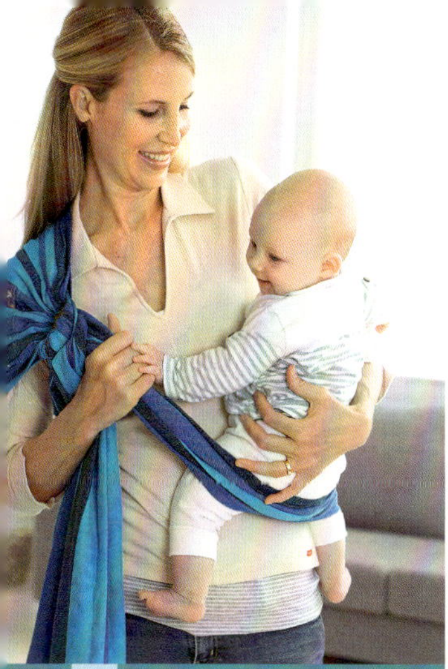
3

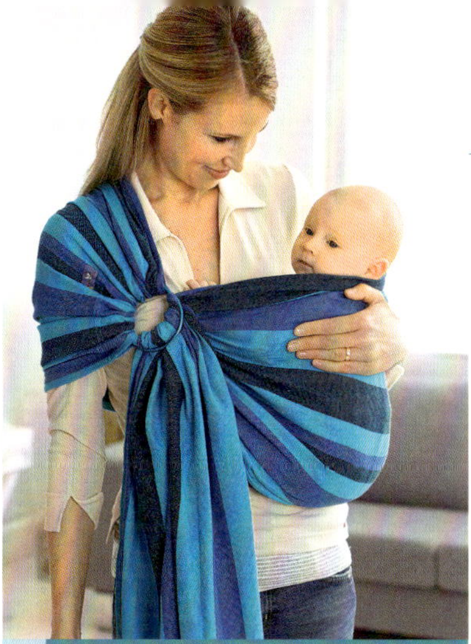
4

ende vorne oben sind. (Soll das Kind auf der rechten Hüfte sitzen, nehmen Sie das Tuch in die rechte Hand.)

› Schlüpfen Sie zunächst mit dem entsprechenden Arm, dann mit dem Kopf durch, sodass das Tuch diagonal vor Ihrem Körper verläuft.

2 › Tasten Sie Ihren Beckenkamm und stellen Sie die Länge des Tuchs entsprechend ein.

Kind ins Tuch

› Nehmen Sie Ihr Baby über die Seite auf, legen Sie es sich auf die Schulter und ziehen Sie den Tuchstrang etwas von Ihrem Beckenkamm weg.

3 › Setzen Sie Ihr Baby auf den Tuchstrang, Füßchen in der Anhock-Spreiz-Stellung.

› Eventuell nun noch einmal die Ringe platzieren, dabei das Baby etwas anheben.

4 › Unterstützen Sie Ihr Baby mit der einen Hand. Mit der anderen Hand finden Sie die Innenkante des Stoffmaterials und ziehen sie von unten nach oben über Po und Rücken Ihres Babys.

TIPP
Der RingSling ist das am schnellsten gebundene Tragetuch – weil es durch die beiden Ringe schon gut vorbereitet ist.

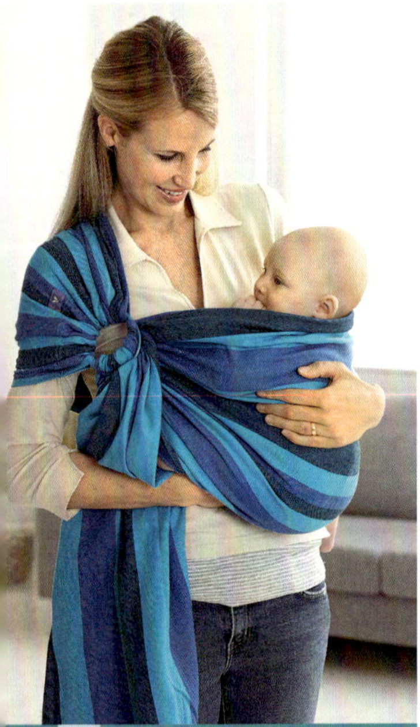
5

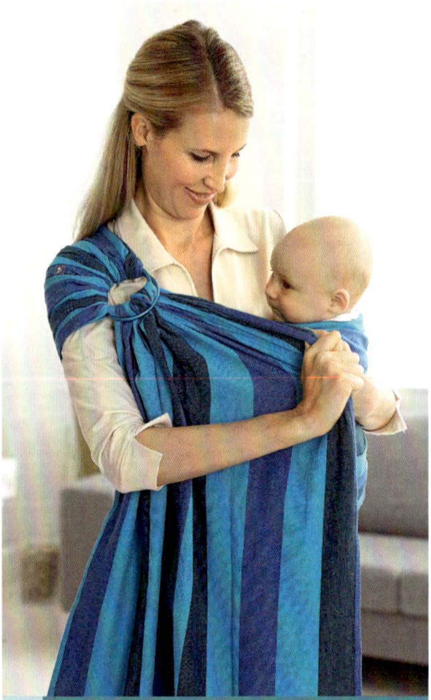
6

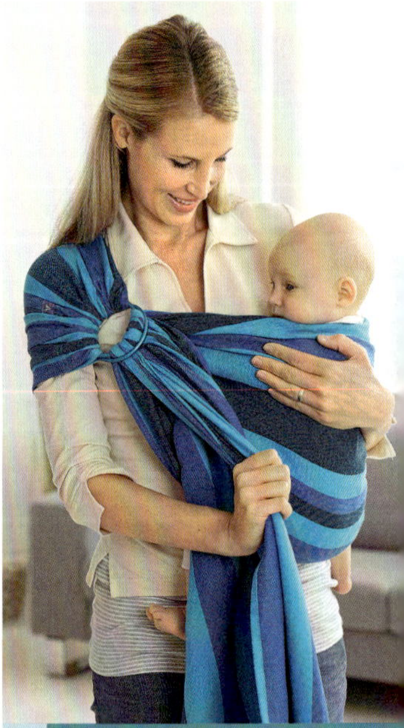
7

5 › Heben Sie Ihr Baby etwas an und ziehen Sie das Material auch unter seinen Po. Es sitzt im tiefen Sesselsitz.

Bindung festigen

› Ziehen Sie überschüssiges Tuchmaterial von hinten über den Rücken Ihres Kindes nach vorn zu den Ringen.

6 › Heben Sie das Baby leicht an und ziehen Sie mit der anderen Hand an dem herabhängenden Tuchende. Das Material immer dahin ziehen, wo es herkommt: also oberes Drittel in Richtung Hals des Babys, mittleres Drittel zum Rücken und

7 › unteres Drittel zum Po des Kindes.

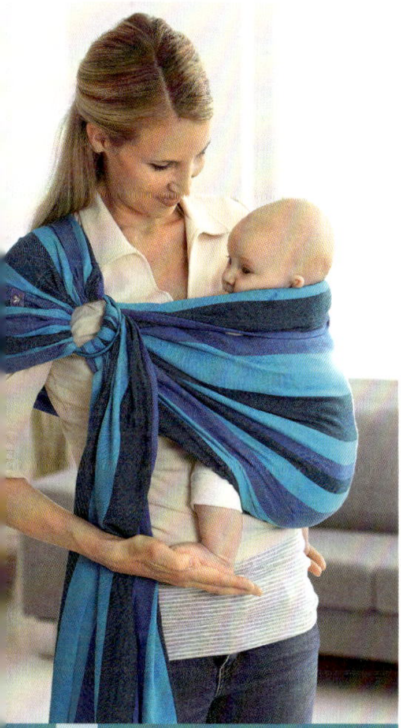
8

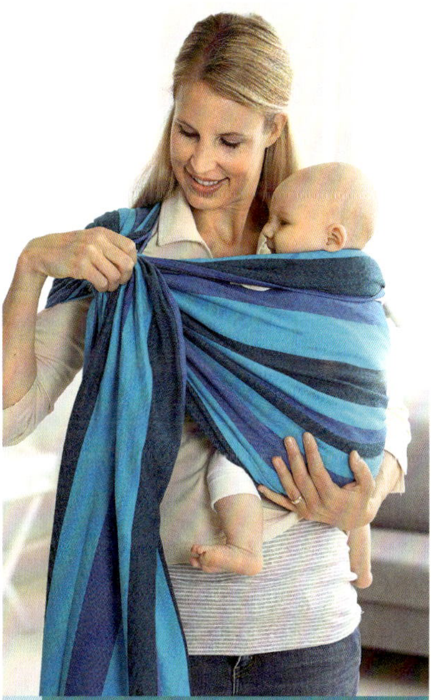
9

8 › Unterstützen Sie Ihr Baby noch einmal an den Füßchen und prüfen Sie, ob es im tiefen Sesselsitz sitzt.

Wie kommt das Kind aus dem Tuch?

9 › Vor dem Herausnehmen den oberen Ring anheben. Mit dem Daumen unter das Tuchmaterial auf Ihrer Schulter fassen und die Spannung lösen.

› Die Unterkante des Tuchs unter dem Po Ihres Babys nach oben über Babys Rücken und Kopf ziehen.

WICHTIG

Wenn Sie das Tuch lösen, um Ihr Kind herauszunehmen, behalten Sie bitte immer eine Hand zur Unterstützung unter Babys Po, damit das Kind nicht plötzlich herausfällt, wenn sich das Tuch lockert.

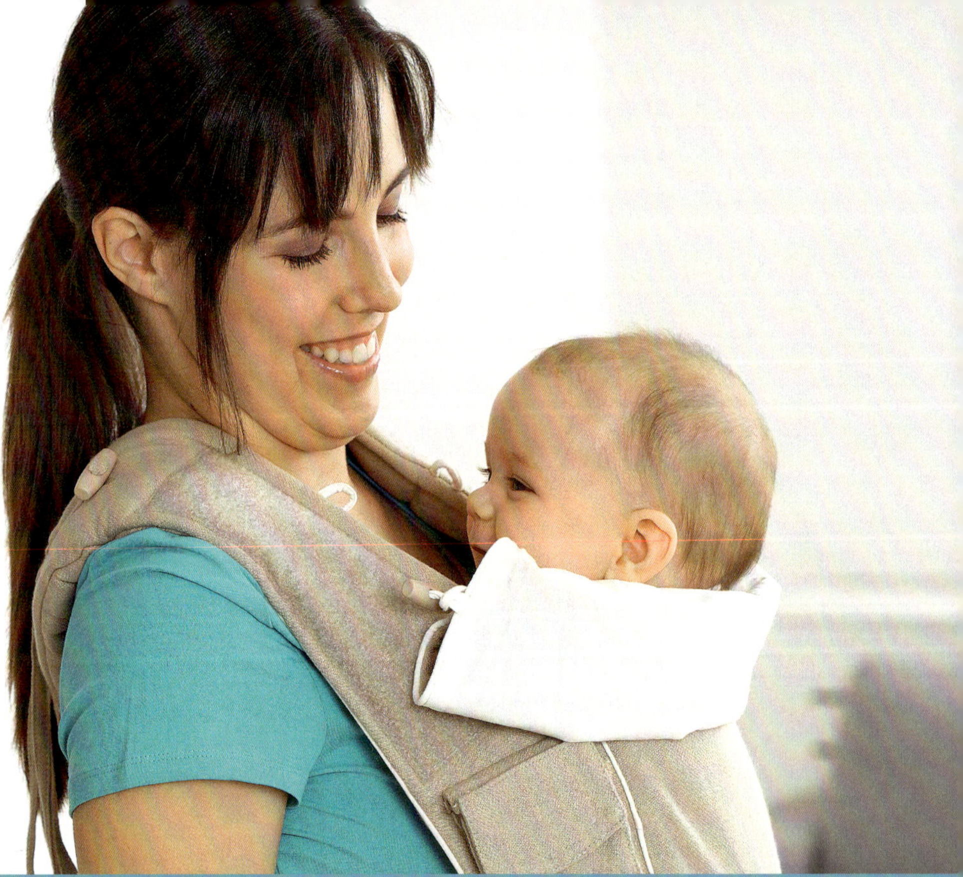

Tragen im Alltag

Tragetuch oder Tragehilfe werden Sie über das ganze erste Jahr mit Ihrem Kind begleiten, vielleicht sogar länger. In dieser Zeit verändert sich Ihr Kind, es wird wacher und aktiver, größer und schwerer. Im Alltag mit dem getragenen Kind tauchen immer wieder Fragen auf: Sollen wir für die Reise eine fertige Tragehilfe anschaffen? Wie lange kann ich mein Kind vor dem Bauch tragen? Worauf muss ich achten, wenn es im Winter sehr kalt ist? In diesem Kapitel finden Sie Antworten auf die häufigsten Fragen aus der Praxis der Trageberaterin.

Tragetücher und Tragehilfen – ein Überblick

Tragetücher

Am vertrautesten ist uns das gewebte Tragetuch. Es handelt sich dabei um ein mit einer speziellen Webtechnik hergestelltes Stück Stoff, etwa 60 Zentimeter breit und 4,60 Meter lang. Es ist ein wahrer Alleskönner. Mit ihm kann man eine Vielzahl von Techniken binden und das Kind von Anfang darin tragen. Es wird in vielen Mustern und Farben angeboten. Die Tücher, so sehr sie sich auch ähneln, haben doch ganz eigene Bindeeigenschaften. Manche sind fester, manche weicher. Daher ist es gut, die unterschiedlichen Modelle vor einem Kauf auszuprobieren, um zu schauen, welches Tuch zu einem selbst passt.
Neben den gewebten Tragetüchern gibt es das Elastische Tragetuch. Es besteht aus einem gestrickten Material und ist vor allem für die ersten Wochen gedacht.

Tragehilfen

Neben den Tragetüchern gibt es noch eine Fülle von weiteren Tragehilfen. Im Sturm hat der RingSling den Markt erobert. Erinnern Sie sich noch an die Gürtel der 1970er-Jahre? An der einen Seite waren zwei Ringe, und das andere Ende musste in einer bestimmten Weise durch beide Ringe gefädelt werden. Auf genau diesem Prinzip beruht der RingSling: ein Stück Stoff, an dem an einer Seite zwei Ringe befestigt sind. Das andere Ende wird durchgefädelt. Der RingSling dient als unkomplizierte Hüfttrage. Es gibt ihn in einer riesigen Material- und Musterfülle. Die verschiedenen Modelle unterscheiden sich vor allem in Ihrer Schulterpartie. Sie ist gepolstert, raffiniert gefaltet oder einfach schlicht umgenäht. Hier findet wirklich jeder »sein« Modell.
Aus dem asiatischen Raum sind Tragehilfen wie der Mei Tai zu uns gekommen, die auch Pate standen für unsere Komforttragen.

In der richtigen Tragehilfe fühlt sich Ihr Baby ebenso wohl wie im Tragetuch.

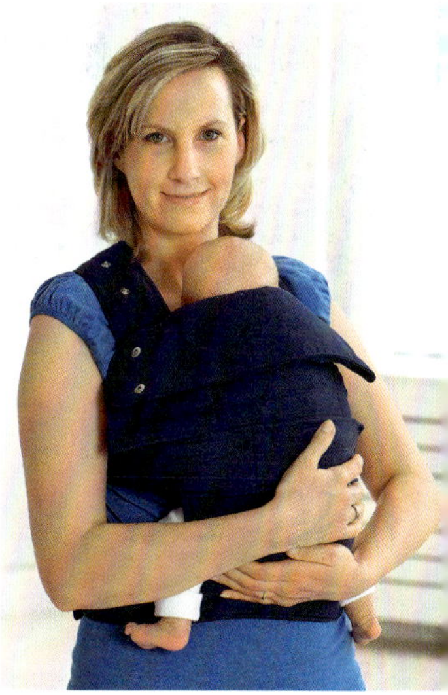

Diese kombinieren Mei Tais mit Elementen des Wanderrucksackes. Sie gehören heute zu den beliebtesten Tragehilfen.
Was auch immer Sie wählen, lassen Sie sich Zeit, probieren Sie aus und gönnen Sie sich eine gute Beratung. Viele Anbieter schicken Ihnen gerne ein Testpaket zu.

Tragehilfen – worauf achten?

Wer eine fertige Tragehilfe kaufen möchte, steht vor einer schier unübersehbaren Auswahl. Die Entscheidung scheint schwer. Prüfen Sie die Tragehilfen anhand der folgenden Checkliste, dann trennt sich schnell die Spreu vom Weizen. Damit Sie sicher sein können, dass Sie eine für Ihr Kind und für Sie geeignete Tragehilfe erwerben.

TIPP
Neugeborene haben den besten Halt im Tragetuch. Es lässt sich genau auf die Größe einstellen und gut festziehen.

Checkliste für die richtige Tragehilfe

- Schmiegt sich der Stoff der Tragehilfe so fest um den Rücken des Kindes, dass die Wirbelsäule gleichzeitig gut abgestützt und in ihrer runden Haltung unterstützt wird?
- Ermöglicht und fördert die Tragehilfe eine Anhock-Spreiz-Stellung der Beine, und erreicht sie damit eine optimale Hüftstellung des Babys?
- Das Material zwischen den Beinen des Kindes muss hierbei unbedingt von Kniekehle zu Kniekehle reichen und gewährleisten, dass die Knie des Kindes auch im entspannten Zustand auf Bauchnabelhöhe des Kindes bleiben.
- Ermöglicht die Tragehilfe, das Gewicht des Kindes gleichmäßig auf den Körper des Trägers zu verteilen? Sind die Träger breit genug, und schneiden sie nicht ein? Das erhöht den Tragekomfort.

Wenn Sie eine Tragehilfe für Ihr Neugeborenes suchen, prüfen Sie bitte, ob die Tragehilfe nicht zu groß ist. Sind die Beine gut angehockt und nicht überspreizt? Oft ist gerade für die erste Zeit ein Tragetuch das Optimale.

TRAGEN MACHT SCHÖN:
EINE SCHICKE TRAGEHILFE WÄHLEN

Das Tragetuch, der RingSling oder die Tragehilfe sind nicht nur praktisch, sondern können auch ein modisches Accessoire sein. Wählen Sie deshalb Farbe und Design sorgfältig aus: Sie sollen die Farbe gern mögen, die Farbe soll Ihnen gut stehen und zu Ihrer Kleidung passen. Nur so fühlen Sie sich auch richtig wohl mit Tragetuch. Gönnen Sie sich vielleicht sogar mehrere Tücher in verschiedenen Farben und Mustern.

OFT GEFRAGT

Häufige Fragen rund ums Tragen

Im Rahmen der Trageberatung begegnen uns manche Fragen immer wieder.

Welches Tragetuch ist denn das beste?

Ein geeignetes Tragetuch zeichnen folgende Dinge aus:

> Es ist fest in Kette und Schuss, also horizontal und vertikal.

> Es ist diagonal elastisch.

> Es hat doppelt versteppte Kanten und ist so geeignet für die hohe Beanspruchung.

> Es ist schadstofffrei (z. B. Öko-tex100-Zertifikat, Ökotestreihe).

Manche Tücher sind mit zusätzlichen Bindehilfen ausgestattet: Mittemarkierungen, verschiedenfarbigen Kanten, Streifendessins mit Einteilungscharakter und so weiter, was den Handhabungskomfort erhöhen und das Erlernen der Bindetechniken unterstützen kann. Die Tücher der verschiedenen Hersteller unterscheiden sich in der Stoffbeschaffenheit. Am besten binden Sie die unterschiedlichen Tücher in Ruhe zur Probe, bevor Sie sich für eines entscheiden.

Ein Tragetuch ist wie ein Kleidungsstück. Deshalb sollte Ihnen auch die Farbe gut zu Gesicht stehen!

Ich habe gehört, dass man möglichst früh mit dem Tragen beginnen sollte. Mein Baby ist jetzt vier Monate alt. Hat es Sinn, jetzt noch mit dem Tragen zu beginnen?

Sie können jederzeit mit dem Tragen beginnen. Eventuell braucht das Kind dann eine etwas längere Gewöhnungszeit, weil es die Enge des Tragetuchs zunächst ungewohnt findet. Auch die Mutter muss sich – je nach Kondition – vielleicht zunächst in kürzeren Trageintervallen ans Tragen gewöhnen. Andererseits beginnen viele Mütter erst ab diesem Lebensalter Ihres Kindes mit dem Tragen. Sie fühlen sich jetzt körperlich etwas erholt von der Entbindung und haben den Alltag mit Baby organisiert. Das Baby ist wacher und an der Umwelt zunehmend interessiert.

Ab wann kann ich mein Baby aufrecht im Tragetuch tragen?

Sie können Ihr Baby von Geburt an aufrecht im Tuch tragen. Der menschliche Säugling ist ein aktiver Tragling und durch körperliche Merkmale und entsprechende Reflexe für das aufrechte Tragen prädestiniert. Beachten Sie aber die Grundregeln: feste Bindung mit Unterstützung des runden Rückens und Anhock-Spreiz-Haltung der Beine, Knie auf Bauchnabelhöhe beim Kind. Unterstützen Sie den Kopf durch ein eingerolltes Moltontuch (siehe Seite 99, Bild 16), bis Ihr Kind sein Köpfchen selbstständig halten kann.

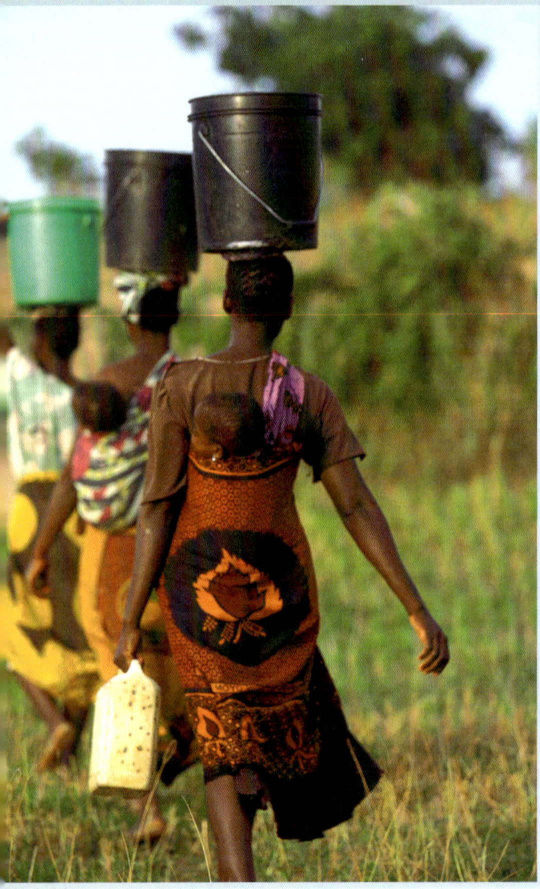

Bei vielen indigenen Völkern, hier in Tansania, werden die Kinder den ganzen Tag mitgetragen, wenn die Mütter unterwegs sind.

Ich habe gehört, dass ich mein Kind gerade am Anfang nur in einer liegenden Position, der sogenannten Wiegentechnik, tragen soll. Ist das richtig?

Für ein Baby ist es deutlich günstiger, aufrecht getragen zu werden. Babys sind nicht nur Traglinge, sie sind auch aktive Traglinge, wollen also aktiv am Getragenwerden beteiligt sein. Ihre Reflexe, der Greifreflex, die Anhock-Sitz-Stellung, deuten auf ein aufrechtes Tragen hin. In einer Wiegenhaltung sind die Beine nicht angehockt. So wird also die Hüftreifung nicht unterstützt, die Greifreflexe sind nicht mitbeteiligt, das Kind ist in seinem Körper leicht zur Seite gebeugt und nicht gut zentriert. Oft ist gerade diese Trage zu locker gebunden, was dem Kind die Atmung erschweren kann. In aufrechter Haltung sind die Beine optimal angehockt, das Baby ist im Rücken gut gestützt, die Wirbelsäule kann sich physiologisch aktiv aufrichten. Kopf und Rumpf sind gut gehalten. Durch die Umhüllung des Tragetuchs erfährt das Kind optimale Druck- und Zugverhältnisse. Muskeln und Knochen können sich besser ausbilden. Der Kopf sitzt optimal auf dem Rumpf. Der Blickkontakt zur tragenden Person und somit auch die Entwicklung der Bindung werden gut unterstützt.

Bis zu welchem Alter kann man ein Baby vor dem Bauch tragen?

- Grundsätzlich können Sie Ihr Baby beliebig lange vor dem Bauch tragen.
- Das Gewicht wird allerdings immer höher, das Tragen hängt also auch von Ihrer Kraft und Kondition ab. Die Belastung wird auch für Ihren Beckenboden immer größer.
- Das Kind will irgendwann sein Blickfeld

erweitern und wird eine veränderte Position einfordern. Dann ist es Zeit für den Hüftsitz oder die Rückentrage.

Ab wann kann ich mein Baby im Hüftsitz tragen?

Die Hüfttrage ist die Urtrage. Mutter und Kind passen hier wie Schlüssel und Schloss zusammen. Der Hüftsitz ist optimal für die Hüftreifung des Babys.
Geeignet für das Tragen auf der Hüfte von Geburt an sind Trageweisen, die am Körper des Kindes festzuziehen sind. Eine Trageberaterin zeigt Ihnen geeignete Möglichkeiten.

Ab wann darf ich mein Kind auf dem Rücken tragen, und wie geht das?

Im Prinzip können Sie Ihr Baby von Anfang an auf dem Rücken tragen – viele Kulturen auf der ganzen Welt machen es uns vor. Wir empfehlen die Rückentrage, wenn das Kind sein Köpfchen selbstständig halten kann. Lassen Sie sich eine geeignete Bindetechnik unbedingt von einer Trageberaterin zeigen. Binden Sie auch hier ein Moltontuch mit in die Nackenkante hinein (siehe Seite 99, Bild 16). Der Kopf des Kindes wird dadurch weich gestützt, und der empfindliche Nackenbereich ist geschützt. Zu viel Zug im Nackenbereich kann einen Reflex auslösen, der das Baby dazu bringt, sich nach hinten zu biegen und seine Beine zu strecken.

Mein Baby will mehr sehen. Soll ich es nicht besser mit dem Gesicht nach vorne tragen?

Lieber nicht! Ihr Kind ist in dieser Trageposition einer unnötig hohen Reizüberflutung ausgesetzt, die es in den ersten Monaten seines Lebens nicht verarbeiten kann. Es

Größere Babys werden gern auf dem Rücken getragen und schauen über Mamas Schulter neugierig in die Welt.

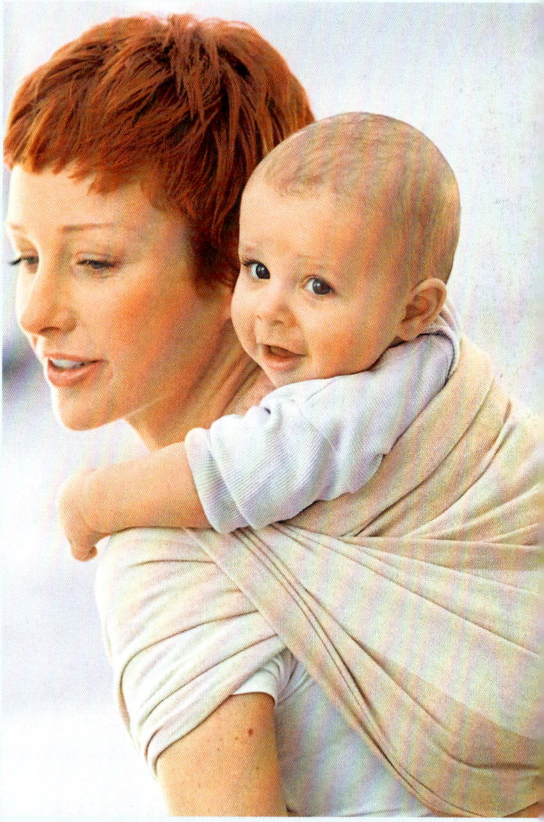

braucht noch den Geruch und die Geborgenheit der Mutter mit dem ihm zugewandten Gesicht.
Zudem ist in dieser Position eine Anhock-Spreiz-Haltung der Hüftgelenke nicht möglich. Das Tragen mit Gesicht nach vorne ist deshalb schädlich für die Hüftgelenke.
Auch die Wirbelsäule Ihres Kindes verträgt diese Haltung nicht, sie wird überstreckt. Ihr Kind kann sich nicht, wie es das natürlicherweise tun würde, allmählich aufrichten, da das Becken nicht in seiner natürlichen Haltung getragen wird, sondern die Belastung nach vorne verlagert wird. In dieser Position findet das Kind keine Ruhe und muss sich tatsächlich ständig »um Haltung« bemühen.

Auch für das seitliche Tragen gibt es fertige Tragehilfen, die sehr schnell angelegt sind.

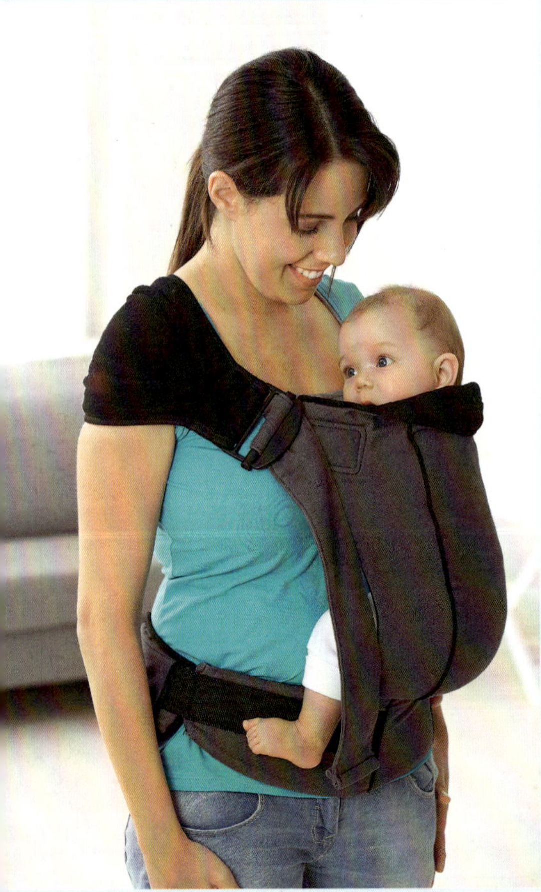

Ist es nicht praktisch, im Tragetuch oder der Tragehilfe zu stillen?

Auf den ersten Blick hört sich das sehr praktisch an. Doch wenn wir genauer hinschauen, bedeutet es meist, dass die Trage gelockert wird und das Kind je nach Anatomie der Mutter eine Haltung einnehmen muss, die es von sich aus nicht einnehmen würde. Das führt dazu, dass das Kind weder im Rücken gut gehalten ist noch in seiner Trinkaktivität unterstützt wird. Das gut gebundene Tragetuch oder die Tragehilfe hält und stützt das Baby. Fällt diese Unterstützung weg, so wird die Aktivität – in diesem Fall das Trinken – zur Anstrengung. Im schlimmsten Fall werden die Atemwege des Kindes durch die erzwungene Haltung, die Brust der Mutter oder ihre Kleidung blockiert. Stillen sollte unbedingt in einer Haltung erfolgen, die es dem Kind ermöglicht, gut zu trinken (siehe Seite 70). Selbstverständlich kann man das Tragetuch während des Stillens dazu benutzen, sein Kind und sich selbst wie mit einer Decke vor neugierigen Blicken zu schützen.

Wie lange am Tag kann ich das Baby tragen?

Aus medizinischer, orthopädischer Sicht gibt es dafür keine Begrenzung. Die Grenzen liegen bei Mutter und Kind. Achten Sie auf die Signale Ihres Kindes, Sie werden sie verstehen. Seien Sie aber auch achtsam mit sich selbst: Wenn Ihre Kräfte nachlassen, Ihre Kondition zu Ende ist, Sie sich nicht gesund fühlen, sollten Sie Ihr Kind nicht mehr tragen. Beobachten Sie Ihren eigenen Körper und respektieren Sie seine Signale.

Verwöhne ich mein Kind nicht zu sehr, wenn ich es ständig trage?

> Das Gegenteil ist der Fall: Wenn wir unsere Babys und Kinder liebevoll versorgen und umsorgen, werden sie später schneller selbstständig und innerlich stark.

> Tragen ist ein Grundbedürfnis, kein Verwöhnen. Ein getragener Säugling wird seiner Erwartung entsprechend versorgt, das heißt, er ist ein zufriedener Säugling.

> Kinder wollen sich entwickeln. Ihr Kind wird schneller selbst laufen wollen, als Sie denken!

Mein Kind biegt sich immer so aus dem Tuch/der Tragehilfe heraus, wenn ich es vor dem Bauch trage. Woran liegt das?

Das kann verschiedene Gründe haben:

> Die Bindung ist zu locker. Das Baby sucht seine Begrenzung. Überprüfen Sie Ihre Bindetechnik.

> Vielleicht ist dem größeren Baby inzwischen sein Gesichtsfeld zu eng. Probieren Sie eine Variante für ältere Babys, also einen Hüft- oder Rückensitz zum Beispiel mit dem RingSling (siehe Seite 104–107) oder mit einer entsprechenden fertigen Tragehilfe (siehe Bild links).

> Lassen Sie zur Sicherheit von einem Arzt eine Nackenempfindlichkeit oder andere Erkrankungen ausschließen.

Mein Baby drückt sein Gesicht immer gegen meine Brust. Ich befürchte, dass es so zu wenig Luft bekommt. Ich habe dazu auch schon Warnungen gelesen.

Babys können von Geburt an den Kopf drehen. In der weiblichen Brust gibt es Duftdrüsen, die Pheromone absondern, das sind Duftstoffe, die die Produktion von Hormonen wie Prolaktin fördern und so die Bindung zwischen Mutter und Baby vertiefen. Diese Duftstoffe regen das Baby dazu an, seine Nase diesen Düften zuzuwenden. Trotzdem ist es gut, immer aufmerksam zu sein und auf die Atmung Ihres Babys zu achten. Zwischen Nase und Wange verläuft außerdem ein Luftkanal, der dem Baby zum Beispiel auch während des Stillens die Luftzufuhr sicherstellt. Achten Sie immer auf eine geeignete Tragehilfe und feste Bindung. Vermeiden Sie Produkte, in denen das Baby liegend getragen wird. Ebenfalls hilft es dem Baby in seiner Atmung, in einem Produkt getragen zu werden, in dem die Beinchen stets gut angehockt sind. So kann das Baby aktiv seinen Körper kontrollieren. Sie erkennen solche Produkte daran, dass das Material zwischen den Beinen des Babys von Kniekehle zu Kniekehle reicht.

Mein Kind weint und sträubt sich im Tragetuch. Ist es ihm zu eng? Mag es nicht getragen werden?

> Nur Geduld! Vielleicht sind Sie am Anfang noch zu unsicher im Umgang mit dem Tuch oder Sie sind erschöpft? Ihr Kind ist sehr empfänglich für Signale der Unruhe oder der Unsicherheit.

> Zu lockere Bindung ist den Kindern unangenehm.

> Vielleicht sagt Ihrem Kind nur die eine Tragetechnik nicht zu? Probieren Sie eine Alternative aus.

> Ist vielleicht die Windel zu eng und kneift in der neuen Position?

> Es kann auch an der Babykleidung liegen: Babyjeans mit ihrem festen Material und dem engen Bund können den empfindlichen Bauch schmerzhaft eindrücken.

Ich habe schon nach einer Viertelstunde Schulter- und Nackenschmerzen.

> Überprüfen Sie Ihre Bindetechnik, eventuell binden Sie zu locker.

> Vielleicht ist Ihre Bindetechnik nicht mehr dem Alter und Gewicht Ihres Kindes angemessen? Probieren Sie eine andere Variante aus.

> Sind Sie noch geschwächt von der Entbindung oder von einer Krankheit? Haben Sie eine Skoliose (deformierte Wirbelsäule), die Ihnen Schmerzen bereitet?

> Machen Sie Übungen zur Stärkung der Rückenmuskulatur. Beckenbodenübungen nach der Geburt kräftigen übrigens auch den Rücken, weil dieser mit der Beckenbodenmuskulatur verbunden ist.

Wie muss ich das Baby im Winter anziehen, wenn ich es im Tragetuch draußen tragen will?

Denken Sie immer daran, dass das fest gewebte Tragetuch eine Schicht Kleidung ersetzt. Tragen Sie Ihr Kind im Winter aber immer unter der Jacke. Bei kühlen Temperaturen über der Jacke getragen besteht Unterkühlungs- und Erfrierungsgefahr! Erfrierungen passieren sehr schnell und können nur Teile des Körpers wie Wangen und Nase oder Hände und Beinchen betreffen. Ganz wichtig ist es, Köpfchen, Nacken und Füße warm zu halten. Auch im Winter muss man das Gesicht vor der Sonne schützen.

Mir wird beim Tragen immer so warm. Nach einer halben Stunde sind wir beide klatschnass geschwitzt.

- Weder Baby noch Mutter sollten zu warm angezogen sein. Im Hochsommer kann man das Baby eventuell nur im Body tragen – der Stoff des Tragetuchs wärmt ja zusätzlich. Durch den engen Kontakt wärmen Sie sich auch noch gegenseitig.
- Wenn Sie zu sehr schwitzen, probieren Sie eine andere, nicht so enge Trageweise aus, zum Beispiel einen Hüftsitz.
- Wenn es sehr heiß ist, sollten Sie mit einem sehr kleinen Baby lieber ohne Tuch im Schatten bleiben und das Kind im Schoß halten.

Ich kann nicht ständig mit dem Kind im Tuch spazieren gehen – wohin mit meinem Baby, wenn ich Hausarbeit machen muss?

Das Baby kann im Tuch gut bei der Hausarbeit dabei sein. Staubsaugen findet es beruhigend, gemeinsames Wäscheaufhängen oder Essen vorbereiten spannend. Einkaufen zu gehen ist mit Baby im Tuch sogar einfacher, weil ein Kinderwagen in vielen Geschäften eher hinderlich ist.

Wann darf mein Kind nicht im Tragetuch oder in der Tragehilfe dabei sein?

Wenn es gefährlich wird: Tragen Sie Ihr Kind nie bei sich, wenn Sie eine gefährliche Sportart ausüben. Insbesondere sturzgefährdete Aktionen wie Skifahren oder Reiten bergen für ein Kind große Gefahren. Auch der beste Skifahrer und die beste Reiterin können stürzen mit fatalen Folgen für ein kleines Kind.

Auch während Sie am Herd oder daneben arbeiten oder wenn Sie heiße Töpfe vom Herd zum Tisch tragen, muss das Kind an einem sicheren Ort untergebracht sein. Heißes Fett, kochende Suppe, erhitzte Kochplatten führen immer wieder zu Verbrennungen bei Babys und Kleinkindern.

Was macht eigentlich eine Trageberaterin?

Trageberaterin ist kein Beruf, sondern eine Fortbildung für Frauen und Männer, die mit Eltern arbeiten. Sie unterstützen junge Eltern bei der Auswahl und Anwendung von Trageprodukten und -techniken.

Immer wieder stellen wir fest, dass sich alles ein bisschen leichter lernen lässt, wenn wir in unserem Lernen begleitet werden. Nicht nur in der Schule oder im Kochkurs – auch bei vielen Sportarten suchen wir jemanden, der uns zeigt, wie man es richtig macht. Eine Trageberaterin hilft beim Finden der richtigen Trageweise, beim Binden eines Tragetuchs, beim richtigen Anlegen einer Tragehilfe und hat viele Tipps parat. Trageberaterinnen möchten, dass Sie Ihren persönlichen Weg des Tragens finden und dass Sie und Ihr Baby glücklich damit sind.

Tragen in besonderen Situationen

Besondere Kinder, besondere Eltern, besondere Umstände – immer lässt sich eine Lösung finden, wenn es darum geht, ob und wie ein Kind getragen werden kann.

Besondere Kinder

Das Getragenwerden ist ein wesentlicher Bestandteil der Behandlung von Kindern, deren Entwicklung verzögert abläuft oder die von einer Behinderung bedroht sind. So kann das Tragen im Tuch hemmend auf pathologische Bewegungsmuster wirken und das Anbahnen physiologischer Bewegungsmuster unterstützen. Das Kind gewinnt durch die sich täglich wiederholenden Handlungen ein zunehmend sicheres Bewegungsgefühl. Neben der Wärme und der Geborgenheit bekommt es eine Vielzahl von Reizen, die es für seine körperliche und geistige Entwicklung braucht.

TIPP

Tragetechnik und Kind müssen zusammenpassen. Ein Kind mit Down-Syndrom braucht Halt und Bewegung gleichzeitig. Ein sehr unruhiges Kind braucht Ruhe und Geborgenheit. Eine Trageberaterin kann auch in so speziellen Fällen die richtige Tragetechnik für Sie finden.

Niedrige Muskelspannung

Kindern mit einer niedrigen Muskelspannung gehört besondere Aufmerksamkeit, weil eine ernst zu nehmende Erkrankung dahinterstecken kann. Gerade Kinder mit Down-Syndrom zeigen häufig eine niedrige Muskelspannung. Eine große Bedeutung im Umgang mit diesen Kindern hat das Tragen mit dem Tragetuch. Getragene Kinder müssen sich mit ihrer Muskelspannung an den Tragenden anpassen. Gleichzeitig werden beim Tragen das Gleichgewicht und die Koordination des Kindes geschult.

Hüftdysplasie

Das Kind ist geboren und zu den ersten Untersuchungen gehört der Hüftultraschall, dem in den nächsten Wochen noch weitere folgen werden. Der Arzt schaut nach, inwiefern sich die Hüftreifung entwickelt hat. Die Ursachen für Hüftdysplasie und Hüftluxation wurden maßgeblich von Dr. med. Ewald Fettweis erforscht. Auf ihn geht die Erkenntnis zurück, dass die Hüftentwicklung nicht auf dem Prinzip der Spreizung, sondern dem des Anhockens basiert. Er hat auch entsprechende Therapien entwickelt.

Bei der Geburt sind Hüftgelenk und Hüftpfanne des Babys noch nicht vollständig verknöchert. Dr. Fettweis: »Eine unreife Pfanne bei der Geburt beruht auf einer anlagemäßigen Verzögerung des Reifungsprozesses. Die Reifung besteht in einer Verknöcherung der ursprünglich nur knorpelig ausgebildeten Pfanne. Diese Verknöcherung verläuft individuell ganz unterschiedlich schnell und hat entsprechend bei der Geburt auch ein unterschiedliches Stadium erreicht. Grundsätzlich ist diese Reifungsverzögerung vollständig aufholbar, wenn nach der Geburt sofort Maßnahmen ergriffen werden, die eine weitere Reifung ermöglichen.« Früher hat man angenommen, dass die Reifung der Hüften vor allem durch das Abspreizen erfolgt, und vielen ist der Begriff der Spreizhose noch sehr bekannt. Inzwischen weiß man: Die Hüftreifung erfolgt durch das Anhocken.

Dr. Fettweis: »Die günstigste Reifungsstellung ist die Position, welche die Beine beim Tragen der Kinder am Körper der Mutter einnehmen (Sitz-Hock-Stellung).«

WICHTIG

Nicht jede Tragetechnik ist für jedes Kind geeignet. Die Trageberaterin hilft Ihnen, verschiedene Möglichkeiten auszuprobieren und die richtige Lösung für Sie und Ihr Kind herauszufinden.

Entwicklungsverzögerungen

Wird ein Kind getragen, werden sämtliche Tiefensinne angesprochen. Am ganzen Körper spürt das Kind die Bewegungen des Tragenden und kann aktiv am Tragen teilnehmen. Der Gleichgewichtssinn wird ständig durch das Getragenwerden aktiviert. Gerade für Kinder mit Entwicklungsverzögerung wirkt sich dies auf die motorische Entwicklung positiv aus.

Oma, Opa, Kinderfrau – sollen sie unser Baby tragen?

Wenn Mutter und Vater nicht so viel Zeit mit Ihrem Baby verbringen können wie geplant, weil sie arbeiten, krank werden oder verreisen müssen, stellt sich die Frage, ob auch andere Betreuungspersonen wie die Großeltern oder die Kinderfrau ein Baby tragen sollten. Dass Väter ihre Kinder spazieren tragen, ist heute ein selbstverständliches Bild. Ungezwungener Körperkontakt, auf Augenhöhe sein – das erleichtert das gegenseitige Kennenlernen. Daneben ist die Zeit, die der Vater mit dem Kind verbringt, eine Entlastung für

TIPP
Erkundigen Sie sich: Viele Trageberaterinnen bieten auch Großelternkurse an.

die Mutter, die dann etwas Zeit für sich hat, um ein gemütliches Bad zu nehmen, etwas verpassten Nachtschlaf nachzuholen oder sich in Ruhe mit einer Freundin zu treffen. Für viele Großeltern ist das Tragen eine ganz neue Erfahrung. Die meisten Großeltern wünschen später oft, dass Sie etwas so Praktisches wie ein Tragetuch oder eine Tragehilfe schon für ihre eigenen Kinder gehabt hätten. Für die Zeit mit dem Enkel ist das Tragen eine Möglichkeit, eine ganz besondere Bindung zu dem Kind aufzubauen. Stöbern Sie so lange, bis Sie auch hier ein zu Ihnen passendes Produkt gefunden haben. Und selbstverständlich kann auch die Kinderfrau oder eine andere zuverlässige Betreuungsperson Ihr Kind tragen, wenn beide das möchten.

Balance – für die Mutter!

Baby in Balance – darüber haben Sie nun viel gehört. Doch was ist mit Ihnen als Mutter? Vielleicht sind die letzten Monate unkompliziert verlaufen, vielleicht sind Sie inzwischen aber einfach nur müde und sehnen sich nach Schlaf oder einer Pause. Doch nun gibt es ja das Baby, und da muss ich doch .... Ja richtig, wenig ist noch so wie früher. Wie kann es nun eine neue Balance geben? Wir alle haben die großartige Fähigkeit der Achtsamkeit. Ganz besonders Mütter scheinen mit einer Fülle von Sensoren ausgestattet zu sein, die immer alles wahrnehmen, was das Kind und die Umwelt betrifft. Mit der gleichen Aufmerksamkeit können wir auch uns selbst begegnen. Es geht nicht um einen neuen Weg der Alltagsorganisation, sondern um eine neue Haltung sich selbst und dem Kind gegenüber: die Haltung der Achtsamkeit. Achtsamkeit heißt: sich selbst mit seinen Bedürfnissen und Gefühlen wahrzunehmen, ohne sie zu bewerten. Wahrnehmen heißt noch nicht, etwas zu tun, sondern sich selbst mit Aufmerksamkeit zu begegnen. Legen Sie einen kleinen Stopp ein und ankern ganz im Hier und Jetzt. Dies ist wichtig, um ganz bewusst zu handeln und zu spüren, dass Sie vieles in Ihren Handlungen gestalten können, auch wenn es zuerst nicht so aussieht. Oft meinen wir als Mütter, wir müssten uns zwischen den Babybedürfnissen und unseren eigenen Bedürfnissen entscheiden. Achtsamkeit kann helfen, die kleine Nische oder Idee zu entdecken, die dazu führt, dass es allen Beteiligten gut geht. Achtsamkeit kann helfen, die neue Rolle anders wahrzunehmen und dadurch neue Energien freizusetzen. Achtsamkeit heißt auch, den anderen mit seinen Wünschen und Bedürfnissen wahrzunehmen – nicht als Forderung, sondern als etwas, was eben auch zu ihm gehört – wertungsfrei! Das Wahrnehmen von sich selbst und dem anderen hilft, sich dem anderen offener zuzuwenden. Was kann dies alles konkret für den Babyalltag bedeuten?

- Vergessen Sie nicht Ihre eigenen Bedürfnisse, sondern gestehen Sie sich diese zu. Schreiben Sie sich auf und schauen Sie, was von diesen Bedürfnissen erfüllt werden kann, wenn Sie sich auf kreative Lösungssuche machen.
- Geben Sie nicht zu viel Energie in ein negatives Gefühl. Nehmen Sie es wahr und erlauben Sie sich, dieses Gefühl zu haben. Annahme ist ein wichtiger Schritt, damit das Gefühl nicht wie ein Monster in den dunklen unterirdischen Höhlen weiterwächst und irgendwann brüllend an die Oberfläche kommt. Was machen wir mit einem Hund, der uns durch sein Bellen irritiert? Wir gehen vorbei, ohne ihn weiter zu beachten. Gehen Sie auch so an dem negativen Gefühl vorbei und machen Sie das, was gerade anliegt: Baby wickeln, füttern, einkaufen gehen, und wenn das nicht mehr geht, probieren Sie, tief und achtsam zu atmen.
- Achtsamkeit gegenüber den Wünschen des Babys hilft zu erspüren, was das Baby wirklich möchte, und einfache Wege zu finden, die Bedürfnisse zu erfüllen. Das Baby möchte getragen werden, und Sie können keinen Schritt mehr gehen. Vielleicht reicht schon die Bewegung plus Körpernähe aus, und das gemeinsame Kuscheln in einem Hängesitz oder einem Stillstuhl ist alles, was es braucht.
- Achtsamkeit ist ansteckend und kann dazu führen, dass alle ein bisschen achtsamer füreinander werden und so manches Bedürfnis sich von alleine erledigt.

ACHTSAMKEIT HEISST...

... sich immer ganz wach dem aktuellen Gefühl, den aktuellen Vorgängen zu widmen und diese aktiv, mit ungeteilter Aufmerksamkeit wahrzunehmen.

Bücher, die weiterhelfen

Ayres, A. Jean: **Bausteine der kindlichen Entwicklung;** Springer Verlag, Berlin und Heidelberg

Deyringer, M.: **Bindung durch Berührung;** Ulrich Leutner Verlag, Berlin

Gebauer-Sesterhenn, B./Praun, M.: **Das große GU-Babybuch;** Gräfe und Unzer Verlag, München

Guóth-Gumberger, M./Hormann, E.: **Stillen;** Gräfe und Unzer Verlag, München

Harms, Th. (Hrsg.): **Auf die Welt gekommen;** Ulrich Leutner Verlag, Berlin

Hatch, F./Maietta, L.: **Kinaesthetics Infant Handling;** Hans Huber Verlag, Bern

Höfer, S.: **Quickfinder Babys erstes Jahr;** Gräfe und Unzer Verlag, München

Höfer, S./Szász, N.: **Hebammen-Gesundheitswissen;** Gräfe und Unzer Verlag, München

Kienzle-Müller, B./Wilke-Kaltenbach, G.: **Babys in Bewegung;** Elsevier Verlag, Berlin

Kienzle-Müller, B./Wilke-Kaltenbach, G.: **Schau, was ich schon kann;** Gräfe und Unzer Verlag, München

Kirkilionis, E.: **Bindung stärkt: Emotionale Sicherheit für Ihr Kind – der beste Start ins Leben;** Kösel Verlag, München

Kirkilionis, E.: **Ein Baby will getragen sein;** Kösel Verlag, München

Liedloff, J.: **Auf der Suche nach dem verlorenen Glück: Gegen die Zerstörung unserer Glücksfähigkeit in der frühen Kindheit;** C.H. Beck Verlag, München

Moll, G./Dawirs, R./Niescken, S.: **Hallo, hier spricht mein Gehirn;** Beltz Verlag, Weinheim und Basel

Montagu, A.: **Körperkontakt;** Verlag Klett-Cotta, Stuttgart

Pikler, E.: **Laßt mir Zeit;** Pflaum Verlag, München

Pulkkinen, A.: **PEKiP: Babys spielerisch fördern;** Gräfe und Unzer Verlag, München

Renz-Polster, H.: **Kinder verstehen;** Kösel Verlag, München

Schneider, A./Masaracchia, Regina: **Tragekinder: Das Kindersachbuch zum Thema Tragen und Getragenwerden;** Edition Riedenburg

Spangler, G./Zimmermann, P.: **Die Bindungstheorie, Grundlagen, Forschung und Anwendung;** Verlag Klett-Cotta, Stuttgart

Stern, Daniel N.: **Tagebuch eines Babys: Was ein Kind sieht, spürt, fühlt und denkt;** Piper Verlag, München

Vojta, V./Schweizer, E.: **Die Entdeckung der idealen Motorik;** Pflaum Verlag, München

Voormann, C./Dandekar, G.: **Babymassage;** Gräfe und Unzer Verlag, München

Weigert, V.: **Babys erstes Jahr;** Gräfe und Unzer Verlag, München

Adressen, die weiterhelfen

DEUTSCHLAND:

Kinder und Eltern Gesundheitszentrum

Sabine Hartz
Friedrich-Ebert-Allee 99a
22869 Schenefeld bei Hamburg
info@keg-hamburg.de
www.keg-hamburg.de

Die Trageschule®

Ulrike Höwer
Krügerstraße 7
01326 Dresden
info@trageschule-dresden.de
www.trageschule-dresden.de

Physiotherapie für Kinder

Birgit Kienzle-Müller
Waldstraße 2
74177 Bad Friedrichshall
info@kienzle-mueller.de
www.kienzle-mueller.de

www.kinaesthetics.de

www.oekotest.de
(Sicherheit Wippen)

www.adac.de
(Sicherheit Autositze)

www.lalecheliga.de
(La Leche Liga Deutschland e.V.)

www.stillpraxis.de
(Elisabeth Kurth)

www.eeh-deutschland.de
(Emotionelle Erste Hilfe)

www.bdl-stillen.de
(Stillberatung)

www.afs-stillen.de
(Stillberatung)

www.gaimh.de
(Beratungsstellen für Schreibabys)

www.trostreich.de
(Interaktives Netzwerk für Schreibabys)

www.wickelkinder.de
(Tragehilfen und -systeme)

www.hoppediz.de
(Tragehilfen und -systeme)

www.tragemaus.de
(Tragehilfen und -systeme)

www.didymos.de
(Tragetücher)

www.storchenwiege.de
(Tragetücher)

www.ergobaby.eu
(Tragesystem)

www.zepp-bremen.de
(Zentrum für Primäre Prävention und Körperpychotherapie)

www.focus-familie.de
(Elternkurse, Fortbildung für Fachleute)

www.liga-kind.de
(Informationen für junge Eltern)

www.familienbildung.de
(Bundesarbeitsgemeinschaft Familienbildung & Beratung e.V.)

www.bobath-vereinigung.de

www.kindersicherheit.de

www.erste-hilfe-fuer-kinder.de

www.kinderaerzte-im-netz.de

www.kiss-kid.de

ÖSTERREICH:

www.kinaesthetics.at

www.stillen.at
(Verband der Still- und Laktationsberaterinnen Österreichs; Stillberatung etc.)

www.lalecheliga.at
(La Leche Liga Österreich)

www.big-familienbegleitung.at
(Familienbegleiterinnen von der Schwangerschaft bis zum zweiten Jahr)

www.ekiz-dachverband.at
(Unabhängige Eltern-Kind-Zentren)

www.trageschule.at oder www.trageschule.com
(Trageberatung)

SCHWEIZ:

www.kinaesthetics.ch

www.stillen.ch
(Berufsverband der Schweizerischen Stillberaterinnen, mit Informationen für Mütter)

www.hebamme.ch
(Schweizerischer Hebammenverband, mit Suchfunktion für Hebammen und Geburtshäuser in der gesamten Schweiz)

www.stillberatung.ch
(La Leche League Schweiz)

www.allaiter.ch
(Stiftung zur Förderung des Stillens)

www.muetterberatung.ch
(Schweizerischer Verband der Mütterberaterinnen SVM, und: Mütter- und Väterberatung MVB)

www.trageschule.com
(Trageberatung)

www.swissmom.ch
(Portal rund um Schwangerschaft, Geburt, Kind)

Register

Impressum

Projektleitung: Silvia Herzog

Lektorat: Dorothea Steinbacher

Bildredaktion: Henrike Schechter

Umschlaggestaltung und Layout: independent Medien-Design, Horst Moser, München

Herstellung: Christine Mahnecke

Satz: Christopher Hammond, München

Lithos: Repro Ludwig, Zell am See

Druck: Firmengruppe APPL, aprinta druck, Wemding

Bindung: Firmengruppe APPL, sellier druck, Freising

ISBN 978-3-8338-2715-0

1. Auflage 2012

GRÄFE UND UNZER

Ein Unternehmen der
GANSKE VERLAGSGRUPPE

Bildnachweis

Fotoproduktion: Fotografie Seckinger, Sandra Bielmeier

Weitere Fotos: Getty: U1 (Sarah Monte), S. 112; GU: S. 20, 22, 24, 26, 27, 36 (alle Petra Ender), 70 links und 88 (Fotografie Seckinger); Beatrice Hermann: S. 4 oben; Jupiter Images: U2/S. 1, S. 70 rechts; Masterfile: S. 18, 34/35; Sibylle Ostermann: S. 4 unten; Picture Press: S. 17, 113; Plainpicture: S. 6/7, 14; Privat: S. 4 Mitte.

Illustration: Frauke Ditting (S. 63)

Syndication: www.jalag-syndication.de

Dank

Für Leihgaben im Rahmen der Fotoproduktion bedanken wir uns ganz herzlich bei Wickelkinder GmbH, Marburg und Hoppediz®, Bergisch Gladbach.

Wichtiger Hinweis

Alle Ratschläge und Hinweise in diesem Buch wurden von den Autorinnen nach bestem Wissen erstellt und mit größtmöglicher Sorgfalt geprüft. Sie bieten jedoch keinen Ersatz für kompetenten persönlichen medizinischen Rat. Jede Leserin, jeder Leser ist für das eigene Tun selbst verantwortlich. Weder Autorinnen noch Verlag können für eventuelle Nachteile oder Schäden, die aus den im Buch gegebenen praktischen Hinweisen resultieren, eine Haftung übernehmen.

Die GU-Homepage finden Sie im Internet unter www.gu.de

Umwelthinweis

Dieses Buch ist auf PEFC-zertifiziertem Papier aus nachhaltiger Waldwirtschaft gedruckt.

Unsere Garantie

Mit dem Kauf dieses Buches haben Sie sich für ein Qualitätsprodukt entschieden. Wir haben alle Informationen in diesem Ratgeber sorgfältig und gewissenhaft geprüft. Sollte Ihnen dennoch ein Fehler auffallen, bitten wir Sie, uns das Buch mit dem entsprechenden Hinweis zurückzusenden. Gerne tauschen wir Ihnen den GU-Ratgeber gegen einen anderen zum gleichen oder zu einem ähnlichen Thema um.

GRÄFE UND UNZER

Ein Unternehmen der
GANSKE VERLAGSGRUPPE

Liebe Leserin und lieber Leser,

wir freuen uns, dass Sie sich für ein GU-Buch entschieden haben. Mit Ihrem Kauf setzen Sie auf die Qualität, Kompetenz und Aktualität unserer Ratgeber. Dafür sagen wir Danke!
Wir wollen als führender Ratgeberverlag noch besser werden. Daher ist uns Ihre Meinung wichtig. Bitte senden Sie uns Ihre Anregungen, Ihre Kritik oder Ihr Lob zu unseren Büchern. Haben Sie Fragen oder benötigen Sie weiteren Rat zum Thema? Wir freuen uns auf Ihre Nachricht!

GRÄFE UND UNZER VERLAG
Leserservice
Postfach 86 03 13
81630 München

Wir sind für Sie da!
Montag–Donnerstag: 8.00–18.00 Uhr
Freitag: 8.00–16.00 Uhr
Tel.: 0180 - 500 50 54*
Fax: 0180 - 501 20 54*
E-Mail: leserservice@graefe-und-unzer.de

*(0,14 €/Min. aus dem dt. Festnetz, Mobilfunkpreise maximal 0,42 €/Min.)

Neugierig auf GU? Jetzt das GU Kundenmagazin und die GU Newsletter abonnieren.

Wollen Sie noch mehr Aktuelles von GU erfahren, dann abonnieren Sie unser kostenloses GU Magazin und/oder unseren kostenlosen GU-Online-Newsletter. Hier ganz einfach anmelden:
www.gu.de/anmeldung

zen, dass es sein Gewicht in der abgeben kann. Drehbewegungen igt sein kann. Es ist orientiert, da pricht und es diese Bewegung te.

en Sie die Windel und reinigen Sie e, Ihr Kind beim Drehen in die Sei- Kind auf Ihr Bewegungsangebot

tlich einklappen und Ihr Kind über nicht mehr auf der Windel. Reinigen

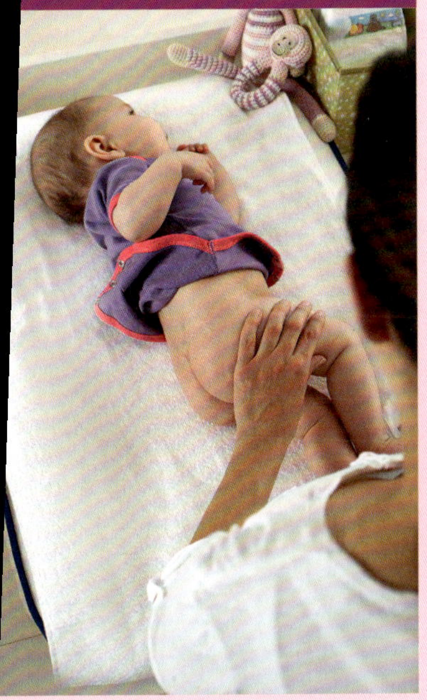

3 › Nun nehmen Sie die neue Windel und legen die aufgeklappte Rückseite dorthin, wo die Windel vorher saß.

4 › Indem Sie Ihr Kind dabei unterstützen, sich zurückzudrehen, landet es in der Windel, die nun nur noch verschlossen wird.

Wickeln über die Seite ist der Anfang von Drehen: Gestalten Sie das Wickeln als Beginn der später vom Kind hundertfach selbst durchgeführten Drehbewegung von der Rückenlage in die Bauchlage und zurück.

Wickeln über die Seite unterstützt auch die Verdauung. Beim klassischen Wickeln in Rückenlage wird durch das Hochheben der Beine das Gewicht des Kindes in Richtung Kopf verlagert – eine Position, die innere Prozesse wie Atmung und Verdauung behindert. In Seitenlage gewickelte Babys haben seltener Verdauungsprobleme.

3

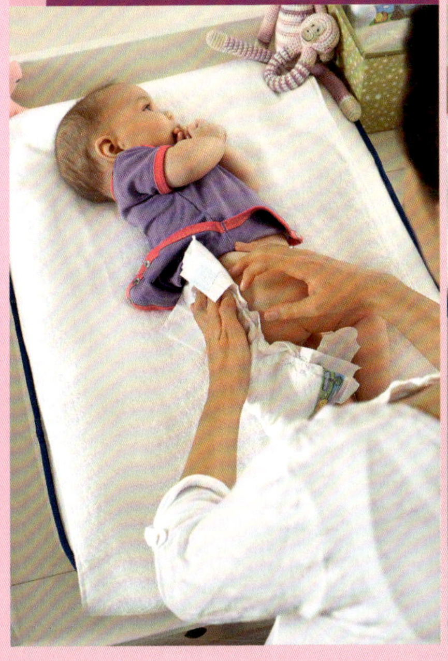

4

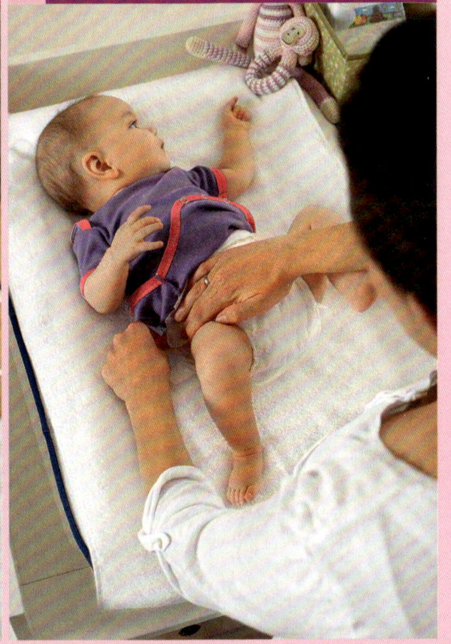

Drehen unterstützen

Um sich von der Rückenlage in die Bauchlage drehen zu können, muss Ihr Baby lernen, sein Gewicht auf eine Seite zu organisieren, damit sich die andere darüber bewegen kann. Es muss eine Rollbewegung entstehen. Wollen wir, dass ein Kind sich umdreht – etwa, um es in die Bauchlage zu bringen –, nehmen wir es häufig ganz hoch und drehen es in der Luft als Ganzes, um es dann wieder abzulegen.

Versuchen Sie lieber, Ihr Kind auf der Unterstützungsfläche liegen zu lassen und ihm die Erfahrung des Drehens so zu ermöglichen, wie es das selbst tun würde. Geben Sie zum Beispiel von einem Bein aus einen drehenden Bewegungsimpuls in den Körper (Bild 1), dem die anderen Körperteile langsam folgen können (Bilder 2, 3, 4). Das Kind kann sich an der Bewegung beteiligen und gewinnt Freude und Selbstbewusstsein aus seiner Aktivität.

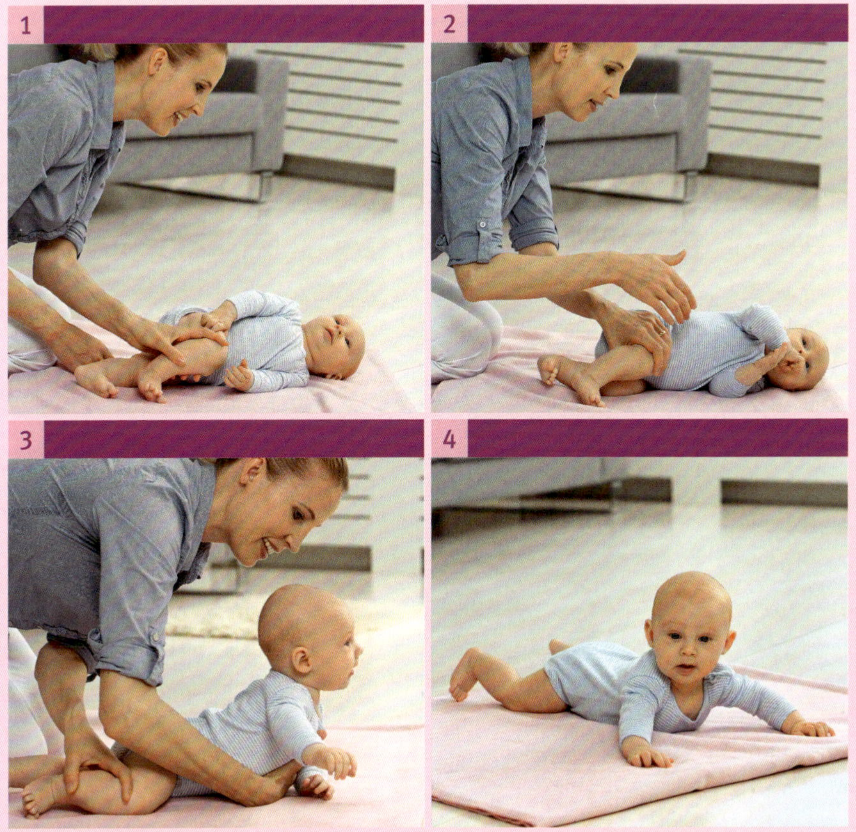

GU RATGEBER KINDER

GU

B nce

Weniger weinen, besser schlafen
Bewegung fördern

SABINE HARTZ | BIRGIT KIENZLE-MÜLLER | ULRIKE HÖWER

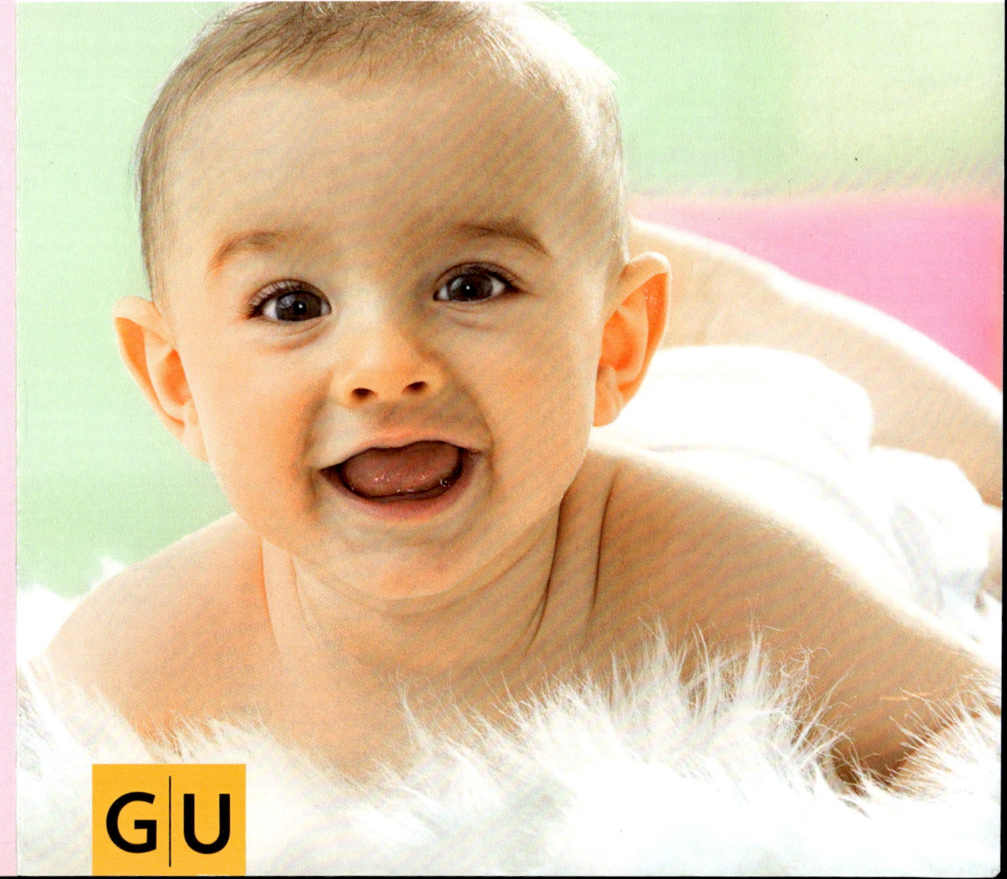

GU

Die Wickelkreuztrage – Schritt für Schritt

1 › Finden Sie zunächst die Mitte des Tuchs. Bei vielen Babytragetüchern ist sie extra gekennzeichnet.

2 › Halten Sie das Tuch vor sich leicht auf Spannung, während Sie es mit den Fingern bis zur Hälfte der Breite raffen.

› Legen Sie sich das geraffte Tuch nun wie eine Halbschürze vor den Bauch und führen Sie die Oberkanten nach hinten.

› Halten Sie mit der rechten Hand beide Tuchbahnen hinter sich in der Hand.

› Der Zeigefinger teilt die Bahnen. Greifen Sie mit der linken Hand von unten her unter die linke Tuchbahn und nehmen Sie die Oberkante der rechten Tuchbahn in die Hand.

› Die rechte Hand greift die Oberkante der linken Tuchbahn. Beide Bahnen sind nun hinten über dem Po gekreuzt.

3 › Führen Sie Ihre Hände, mit jeweils einer Tuchbahn-Oberkante in der Hand, neben dem Körper weit nach vorne und holen Sie sich die Tuchbahnen locker auf die Schultern.

› Beugen Sie sich eventuell etwas nach hinten und schütteln Sie die Tuchbahnen aus.

› Legen Sie die Tuchbahnen auf Ihren Schultern ab. Die Kanten sollen nicht eingerollt sein, das Tuchkreuz liegt glatt auf dem Rücken auf – hier hilft ein Blick in den Spiegel.

› Die ehemalige Halbschürze vor dem Bauch nun durch Ziehen an den entsprechenden Kanten der Tuchbahnen vor Ihrem Bauch körpernah einstellen – dieser Tuchteil ergibt dann das »Körbchen« für Ihr Baby.

4 › Nehmen Sie Ihr Kind über die Seite auf und legen Sie es auf Ihre Schulter.

› Stützen Sie mit einer Hand Ihr Kind und öffnen Sie mit der anderen das Körbchen vor Ihrem Bauch. Lassen Sie Ihr Baby langsam ins Körbchen gleiten – erst mit dem einen, dann mit dem anderen Fuß.

5 › Holen Sie die Füßchen links und rechts heraus und hocken Sie das Baby in der Hockstellung an. Dabei immer mit einer Hand den Po des Kindes unterstützen.

› Ziehen Sie nun mit der freien Hand mit raffenden Bewegungen das Tuchmaterial hinter dem Kind nach oben und hüllen Sie das Baby gleichmäßig ein.

6 › Formen Sie einen tiefen Sitz für Ihr Kind und schieben Sie die untere Tuchkante zwischen sich und dem Baby nach oben.

› Geben Sie Ihrem Kind einen Kuss auf den Kopf. Gelingt dies, ohne dass Sie sich anstrengen müssen, sitzt Ihr Kind in der richtigen Höhe.

7 › Während Sie mit einer Han
hen Sie mit der anderen Ha
Das Kind dabei etwas anhe

8 › Die eben festgezogene Tuc
Hand das Baby unterstütze

› Nun die oben liegende Tuch
des Babys etwas anheben.

1

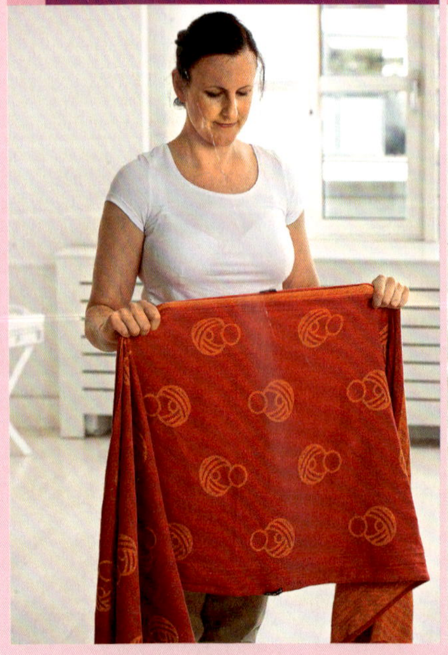

2

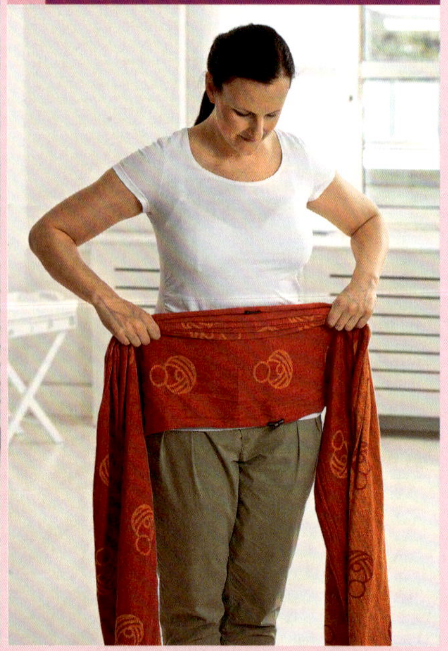

3

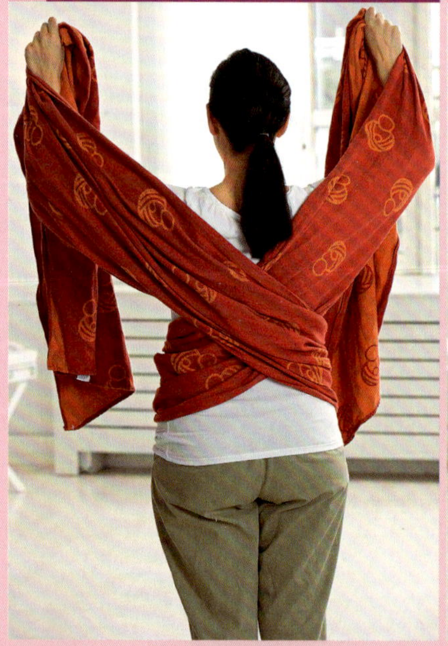

4

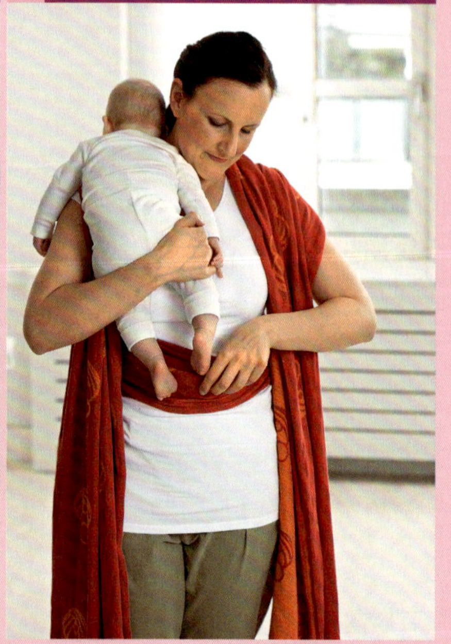

5

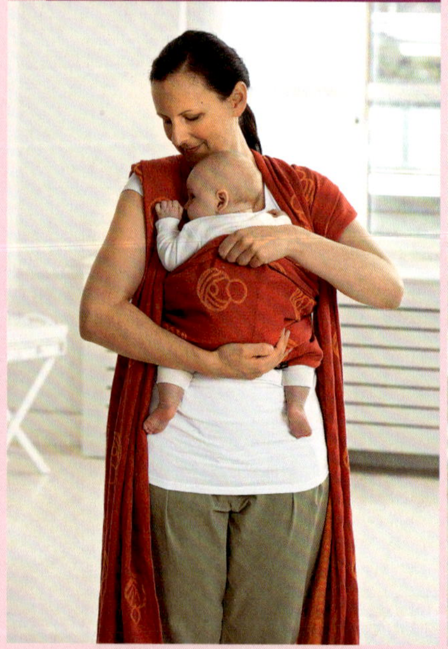

6

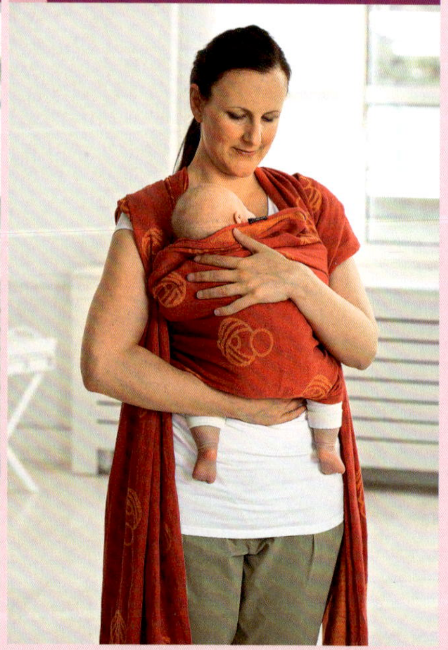

7

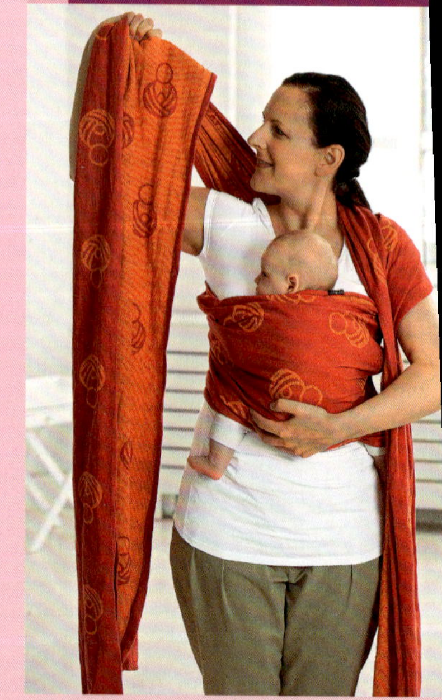

Das Baby richtig ablegen

Versuchen Sie, Ihr Kind so hinzulegen, wie Sie sich selbst hinlegen würden:

1 › Unterstützen Sie das Baby mit Ihren Händen an Brustkorb und Becken, sodass es leicht nach vorn gebeugt ist.

› Zuerst geben Sie sein Gewicht auf die Füße und Beine,

2 › dann »setzen« Sie Ihr Kind hin – so kann es sein Gewicht sehr gut über den Po an die Unterlage abgeben.

1

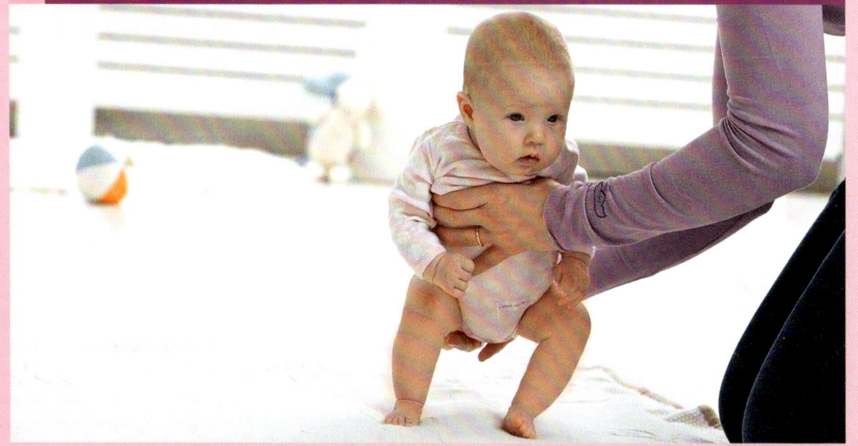

2

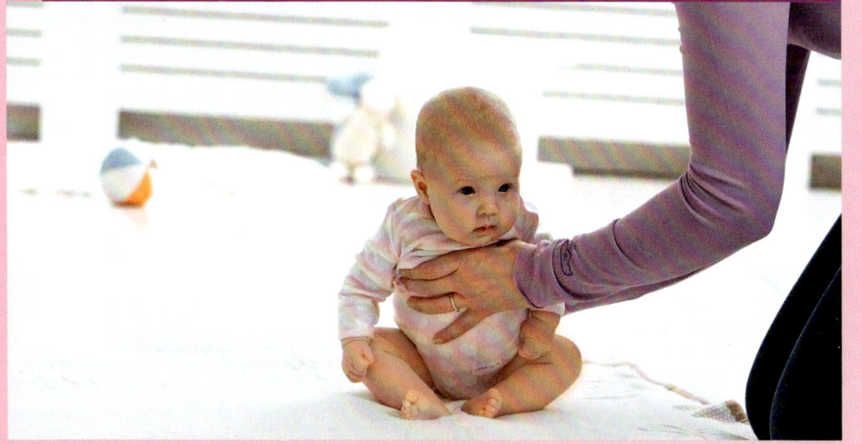

3 › Legen Sie danach den Oberkörper des Babys ab, so kann es hier schon Gewicht abgeben.

4 › Zuletzt folgt der Kopf.

Wenn Sie diese Bewegung noch über die Seite einleiten, so wie Sie selbst leichter über die Seite ins Sitzen und ins Liegen kommen, wird Ihr Kind die Bewegung »verstehen«, da es in sich orientiert bleibt und sich nicht plötzlich einer neuen Umgebung anpassen muss. Der gleiche Weg zurück unterstützt Ihr Kind, wenn Sie es aufnehmen.

3

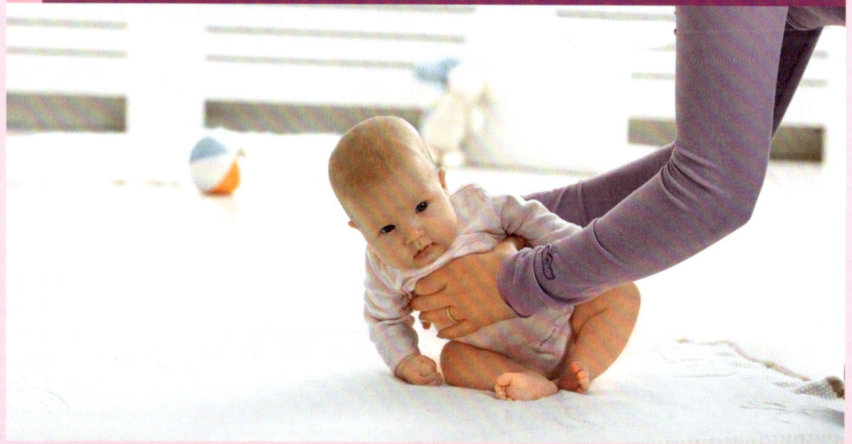

4

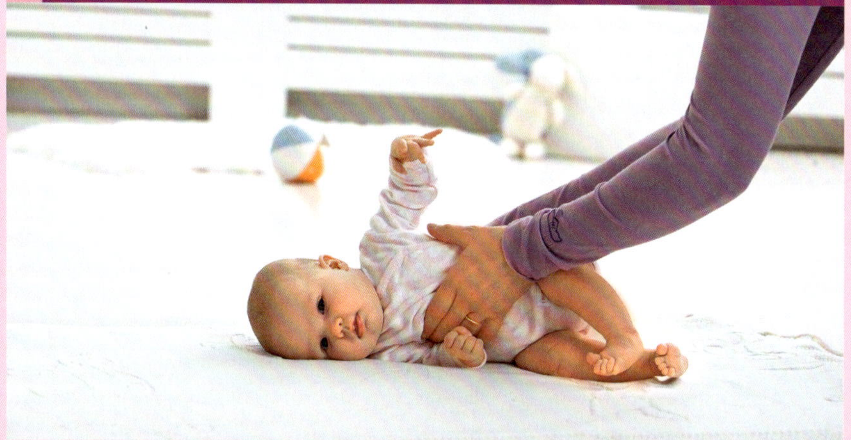

Drei-Stufen-Lagerung im Bettchen

Unterstützung in der Rückenlage 1

Legen Sie Ihr Baby auf ein in drei Stufen gefaltetes Handtuch, unter die Beinchen kommt ein »Handtuchhäufchen«: Durch diese Drei-Stufen-Lagerung kann das Gewicht des Babys vom schweren Kopf über den Brustkorb zum Po geleitet werden. Jeder dieser drei Körperteile liegt jeweils auf einer eigenen Stufe. So wird verhindert, dass zu viel Gewicht auf dem Kopf bzw. dem Brustkorb liegt und das Baby sich unbehaglich fühlt. Mit der Drei-Stufen-Lagerung kann Ihr Kind ruhig liegen und besser einschlafen.

Unterstützung in der Seitenlage 2

Hier benötigt nur das obere Bein ein kleines »Handtuchhäufchen«, um Gewicht abgeben zu können. Eine Unterstützung im Rücken – hier durch das etwas geraffte Handtuch – verhindert das Zurückdrehen. Die Seitenlage ist eine Position, die für wache Phasen oder die Einschlafphase gut geeignet ist. Im wachen Zustand kann Ihr Kind schauen und mit seinen Händchen aktiv sein. Der Kopf wird entlastet. Sie können die Seiten von Mal zu Mal wechseln. Ist Ihr Kind in dieser Position eingeschlafen, warten Sie etwa 30 Minuten und drehen es dann langsam in die Rückenlage. Dabei legen Sie das Handtuchhäufchen dann zur Unterstützung unter beide Beine.

Unterstützung in der Bauchlage 3

Wenn Ihr Kind am liebsten in der Bauchlage einschläft, hilft wieder die Drei-Stufen-Lagerung. Sobald Ihr Kind tief genug schläft – nach spätestens 30 Minuten –, drehen Sie es behutsam auf der Unterlage in die Rückenlage und geben den Beinchen wieder eine Unterstützung. Ihr Kind ist beim sanften Drehen und dank der Unterstützung normalerweise kaum irritiert und schläft ruhig weiter. Wie Sie Ihr Baby in den Wachphasen in der Bauchlage am besten unterstützen können, sehen Sie im Buch auf den Seiten 67/68.

1

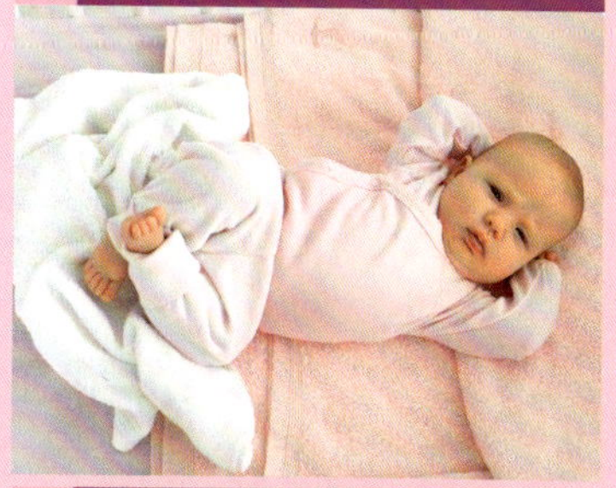

2

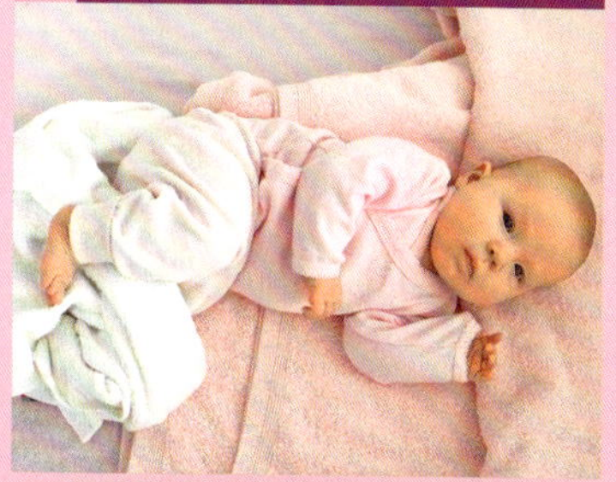

3

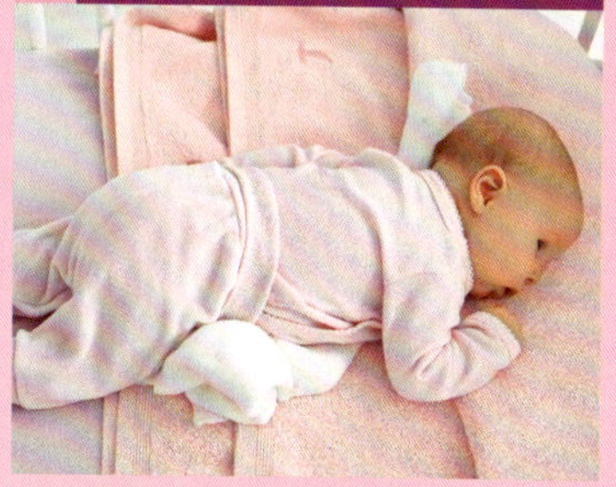

9 › Fassen Sie beide Tuchbahnen unter dem Po des Kindes mit einer Hand fest zusammen.

› Wenn das Tuch auf dem Rücken des Babys Falten geworfen hat, wandern Sie mit Ihrer freien Hand hinter dem Rücken Ihres Kindes an der Oberkante des Tuchs entlang und holen die Falten aus dem Tuch.

10 › Die beiden Tuchbahnen (»Hosenträger«) links und rechts auf Schulterhöhe des Babys mit den Händen fassen. Dies dient der Sicherheit Ihres Kindes, und das Tuch bleibt so schön straff.

11 › Ein Trick strafft nun das Tuch wie von selbst: Machen Sie einen Hula-Schwung mit der Hüfte, während Sie das Tuch weiter festhalten – und alles sitzt!

12 › Führen Sie die Tuchbahnen über Ihre Schultern nach vorn, an den Seiten links und rechts des Babys nach unten – wie Hosenträger.

› Das Tuch unter dem Po des Babys kreuzen und unter den Beinchen des Babys nach hinten führen. Achten Sie darauf, dass das Tuch jeweils wirklich unter den Beinchen verläuft, und schnüren Sie nicht versehentlich ein Beinchen fest.

13 › Verknoten Sie das Tuch hinter Ihrem Rücken. Ein Blick in den Spiegel zeigt, ob der Knoten richtig sitzt und auch hält.

14 › Die Knie des Babys noch einmal auf Bauchnabelhöhe des Kindes anhocken. Fertig!

› Wenn es für Sie bequemer ist, können Sie nun die »Hosenträger« seitlich über Ihren Schultern auffächern, das verteilt das Gewicht.

9

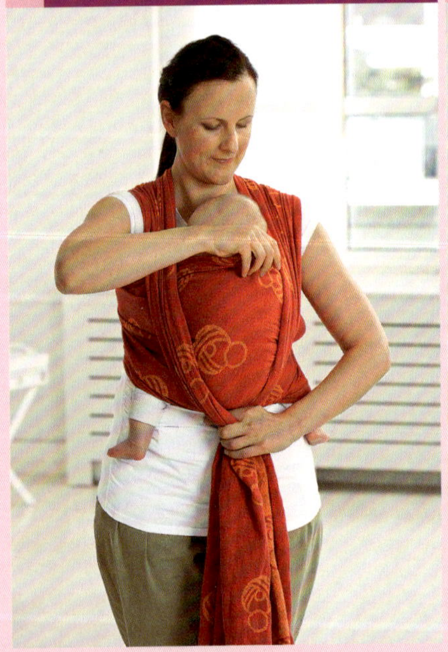

10

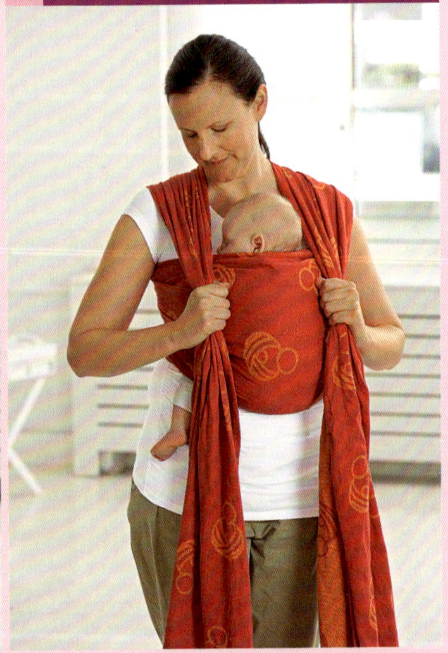

11

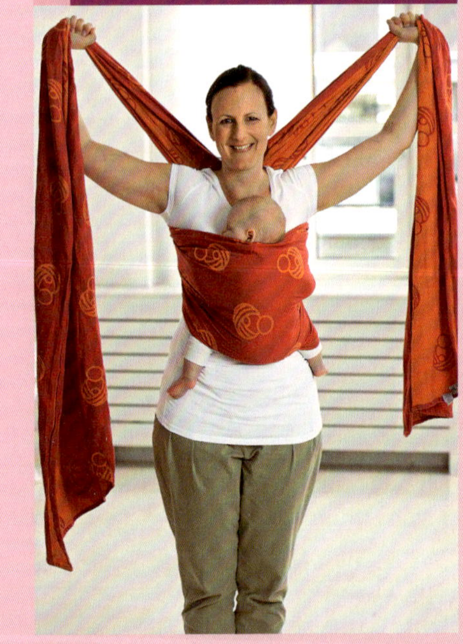

12

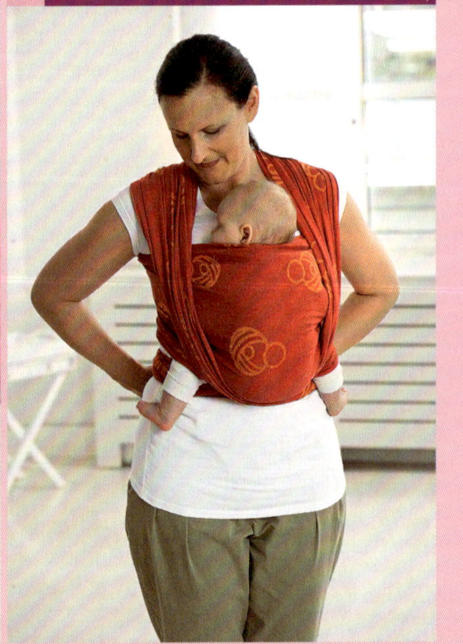

13

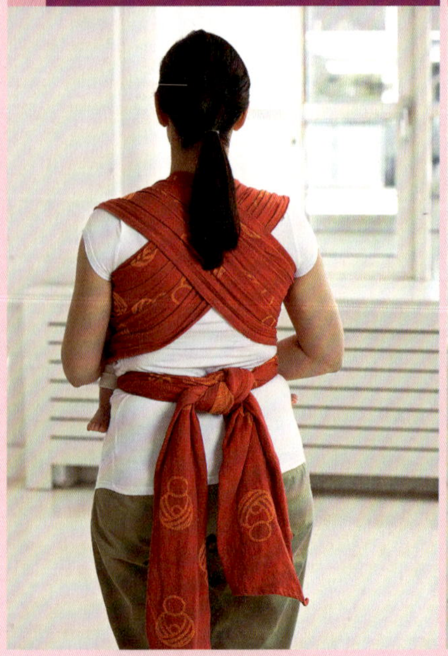

14

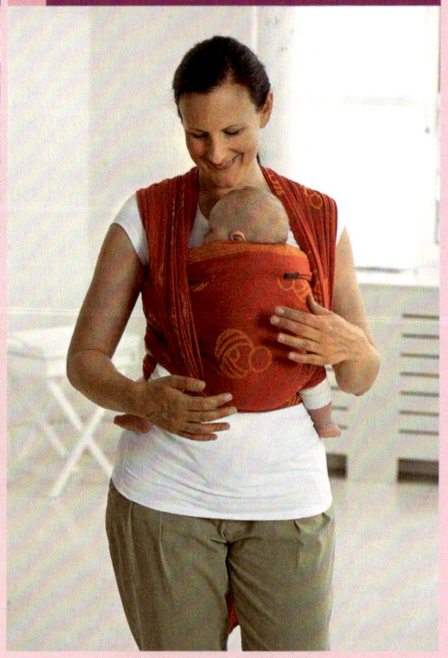